U0269414

心电图歌诀

XINDIANTU GEJUE

第 7 版

董明强 编 著

河南科学技术出版社

·郑州·

内容提要

本书在前 6 版的基础上修订而成，以歌诀形式描述了心电图基础知识、各种异常心电图波形、心律失常心电图、常见异常心电图的鉴别诊断和动态心电图。除少数章节外，歌诀多为七字一句，句数依内容而定，通俗押韵，易诵易记。为帮助读者理解，多数歌诀后附有注解或图解。本书立意新颖，文图互参，内容实用，系长销书畅销书之一，对医学院校学生理解、记忆和应用心电图具有重要指导作用，亦可供临床医师和心电图工作者阅读参考。

图书在版编目(CIP)数据

心电图歌诀/董明强编著. —7 版. —郑州:河南科学技术出版社,2021.3(2023.2 重印)
ISBN 978-7-5725-0314-6

Ⅰ.①心⋯ Ⅱ.①董⋯ Ⅲ.①心电图—基本知识
Ⅳ.①R540.4

中国版本图书馆 CIP 数据核字(2021)第 030415 号

出版发行:河南科学技术出版社
　　　　　北京名医世纪文化传媒有限公司
　　地　址:北京市丰台区万丰路 316 号万开基地 B 座 115 室　邮编:100161
　　电　话:010-63863186　　010-63863168
策划编辑:杨磊石
文字编辑:杨　竞
责任审读:周晓洲
责任校对:龚利霞
封面设计:龙　岩
版式设计:崔刚工作室
责任印制:程晋荣
印　　刷:河南省环发印务有限公司
经　　销:全国新华书店、医学书店、网店
开　　本:787 mm×1092 mm　1/32　**印张**:7.25　**字数**:152 千字
版　　次:2021 年 3 月第 7 版　　2023 年 2 月第 2 次印刷
定　　价:28.00 元

如发现印、装质量问题,影响阅读,请与出版社联系并调换

第7版前言

《心电图歌诀》自1997年出版至今,已历经23个春秋。其间经多次再版和印刷,累计发行9万余册,成为深受读者朋友欢迎和喜爱的畅销书、长销书。如今,在河南科学技术出版社的热心扶持下,经过修改和补充,本书第7版又与读者见面了。

本版基本上保留了前一版的内容。除少量改动外,考虑到心电图机诊断程序经常出现"不定轴""非特异性T波异常"和"下壁心肌梗死,时期不明"的诊断,给临床医生带来困惑,特重写了第二章歌诀"正常心电轴",并把"不定轴"的概念加入;在第三章里,增加了"下壁心肌梗死,时期不明"和"非特异性T波异常"等歌诀;同时对全书进行了审校勘误。

由于作者水平有限,书中若有疏漏和不妥之处,敬请有关专家和读者朋友批评指正,在此谨表感谢!

董明强

2020年10月

第1版前言

近年来,心电图设备和技术已迅速普及我国城乡医院。尽管目前其他诊断仪器、设备不断更新发展,心电图检查仍不失为心血管疾病诊断中最简便、最常用和最可靠的基本方法之一。然而,由于心电图是一门以图识病的特殊学科,其各种图形、数据的变化微妙、繁杂,势必造成初学者记忆和掌握的困难。编者根据多年学习和运用心电图技术的经验和体会,参考多种心电图专著,编写了这本《心电图歌诀》,旨在为初期接触心电图的临床医师和在校医学生提供一种学习和记忆的新方法。

本书采用歌诀的形式描述了 39 种心电图基础知识、66 种异常心电图波形和 54 种心律失常的心电图诊断(另有一首描述正常窦性心律),共计 160 首。另有典型心电图插图 100 余幅。歌诀多数采用七字一句,每首歌诀一般多者六句,少者四句,力求押韵顺口、易诵易记。由于受字数限制,句中一些专用名词难免采用略语简称,为了使读者明确每句的完整含义，歌诀后面都加有注解，较详细地加以说明。

《心电图歌诀》是一本帮助初学者记忆心电图知识的小册子。书中不涉及心脏的解剖生理、心电图波形产生的原理等内容，读者如欲查阅，可借助其他心电图专著。

用歌诀的形式记忆心电图是一种前无先例的初步尝试。由于编者水平有限，书中若有疏漏、缺陷甚至错误之处，敬请各位专家及从事内科、心电图工作的同仁们批评指正。

董明强

1996 年 12 月

目　　录

第一章　绪论 …………………………………………… （1）

　第一节　心电图絮语 …………………………………… （1）

　　1. 心脏印象 …………………………………………… （1）

　　2. 心脏疾病印象 ……………………………………… （2）

　　3. 心电图的发明 ……………………………………… （3）

　　4. 三个里程碑 ………………………………………… （4）

　　5. 心电图印象 ………………………………………… （5）

　　6. 学习心电图的必要性 ……………………………… （6）

　　7. 学习心电图的四步曲 ……………………………… （6）

　第二节　心电图概说 …………………………………… （7）

　　1. 何谓心电图 ………………………………………… （7）

　　2. 心电图的基本组成 ………………………………… （8）

　　3. 心电图的诊断价值 ………………………………… （8）

　　4. 心电图的阅读 ……………………………………… （9）

　　5. 心电图伪差的识别 ………………………………… （10）

　　6. 分析心电图的步骤 ………………………………… （11）

　　7. 心电图的诊断 ……………………………………… （11）

第二章　心电图基础 …………………………………… （13）

　第一节　心电图基本知识 ……………………………… （13）

　　1. 心脏的起搏传导系统 ……………………………… （13）

2. 心脏的生理特点 ·············· (14)

3. 心肌细胞膜电位 ·············· (14)

4. 动作电位与心电图的关系 ······ (15)

5. 心肌细胞的极化状态和静息电位 ·· (16)

6. 心肌的反应期、绝对不应期和相对不应期 (17)

7. 心肌细胞的除极 ·············· (18)

8. 心肌细胞的复极 ·············· (18)

第二节　心电图导联 ·············· (19)

1. 双极肢体导联 ················ (19)

2. 加压单极肢体导联 ············ (21)

3. 单极心前导联 ················ (21)

第三节　正常心电图波形特征 ······ (25)

1. P 波 ······················ (25)

2. P-R 间期 ···················· (26)

3. QRS 波群及室壁激动时间 ······ (26)

4. Q 波 ······················ (27)

5. R 波 ······················ (28)

6. S 波 ······················ (29)

7. S-T 段 ····················· (29)

8. T 波 ······················ (30)

9. Q-T 间期 ···················· (30)

10. U 波 ······················ (31)

第四节　心电图各波、段变化的临床意义 ····· (32)

1. P 波增宽 ···················· (32)

2. P 波高耸 ···················· (32)

3. P 波减低或消失 ·············· (33)

4. P 波方向异常 ················ (33)

5. P波数与QRS波群数不一致 ……………… （34）

6. P-P间距不齐、增大、缩小 …………… （34）

7. P-R间期缩短 …………………………… （35）

8. P-R间期延长 …………………………… （35）

9. QRS波出现切迹 ………………………… （36）

10. QRS时限增宽 ………………………… （36）

11. QRS波群电压增高（一） ……………… （37）

12. QRS波群电压增高（二） ……………… （37）

13. QRS波群电压降低（一） ……………… （37）

14. QRS波群电压降低（二） ……………… （38）

15. S-T段抬高 …………………………… （38）

16. S-T段下降（一） ……………………… （40）

17. S-T段下降（二） ……………………… （40）

18. T波高耸 ……………………………… （41）

19. T波低平 ……………………………… （42）

20. T波倒置 ……………………………… （42）

21. Q-T间期异常 ………………………… （43）

22. U波异常 ……………………………… （43）

第五节　心电轴、钟向转位、心率 …………… （44）

1. 心电轴的粗略判断 …………………… （44）

2. 心电轴的测试 ………………………… （45）

3. 正常心电轴，不定轴 ………………… （46）

4. 心电轴偏移的分类 …………………… （46）

5. 心电轴左偏的意义 …………………… （47）

6. 心电轴右偏的意义 …………………… （47）

7. 正常心位 ……………………………… （48）

8. 顺钟向转位 …………………………… （49）

9. 逆钟向转位 ……………………………… （49）

10. 心率的测量（一） ……………………… （49）

11. 心率的测量（二） ……………………… （50）

第三章 心电图异常波形 …………………… （51）

1. 左心房肥大 ……………………………… （51）

2. 右心房肥大 ……………………………… （52）

3. 心室肥厚 ………………………………… （52）

4. 左心室肥厚 ……………………………… （53）

5. 右心室肥厚 ……………………………… （53）

6. 左右心室同时肥厚 ……………………… （55）

7. 完全性左束支传导阻滞 ………………… （57）

8. 不完全性左束支传导阻滞 ……………… （57）

9. 左前分支传导阻滞 ……………………… （58）

10. 左后分支传导阻滞 ……………………… （59）

11. 完全性、不完全性右束支传导阻滞 …… （60）

12. 双侧束支传导阻滞 ……………………… （62）

13. 室内传导阻滞 …………………………… （62）

14. 小束支传导阻滞 ………………………… （64）

15. 冠心病 …………………………………… （65）

16. 心肌缺血 ………………………………… （65）

17. 心肌损伤 ………………………………… （65）

18. 心肌坏死 ………………………………… （66）

19. 急性冠状动脉供血不足 ………………… （66）

20. 慢性冠状动脉供血不足 ………………… （67）

21. 典型心绞痛 ……………………………… （69）

22. 变异型心绞痛 …………………………… （70）

23. 典型的心肌梗死 ………………………… （71）

24. 心肌梗死的定位诊断(一) ……………… （72）

25. 心肌梗死的定位诊断(二) ……………… （73）

26. 下壁心肌梗死,时期不明 ……………… （76）

27. 非特异性 T 波异常 ……………… （76）

28. 心肌梗死的心电图演变 ……………… （77）

29. 陈旧性心肌梗死 ……………… （78）

30. 复发性心肌梗死 ……………… （78）

31. 心内膜下心肌梗死 ……………… （79）

32. 非穿壁性心肌梗死 ……………… （79）

33. 穿壁性心肌梗死 ……………… （80）

34. 梗死 Q 波的特征 ……………… （81）

35. 无 Q 波性心肌梗死 ……………… （82）

36. 非梗死性 Q 波 ……………… （82）

37. 心肌梗死时心电图假阴性的原因 ……… （83）

38. 从室性异位搏动诊断心肌梗死 ……… （84）

39. 心肌梗死合并室壁瘤形成 ……………… （85）

40. 心肌纤维化 ……………… （85）

41. 心肌炎 ……………… （86）

42. 扩张型心肌病 ……………… （87）

43. 肥厚型心肌病 ……………… （88）

44. 限制型心肌病 ……………… （89）

45. 急性心包炎 ……………… （89）

46. 慢性心包炎 ……………… （90）

47. 急性肺源性心脏病 ……………… （91）

48. 慢性肺源性心脏病 ……………… （93）

49. 二尖瓣狭窄 ……………… （94）

50. 二尖瓣关闭不全 ……………… （95）

51. 二尖瓣狭窄并关闭不全 …………………………………… （96）

52. 房间隔缺损 …………………………………………………… （96）

53. 室间隔缺损 …………………………………………………… （97）

54. 动脉导管未闭 ………………………………………………… （99）

55. 单纯肺动脉口狭窄 …………………………………………… （99）

56. 法洛四联症 …………………………………………………… （100）

57. 主动脉缩窄 …………………………………………………… （102）

58. 真性右位心 …………………………………………………… （102）

59. 右旋心 ………………………………………………………… （104）

60. 梅毒性心血管病 ……………………………………………… （104）

61. 二尖瓣脱垂 …………………………………………………… （105）

62. 心脏神经官能症 ……………………………………………… （106）

63. 甲状腺功能亢进症 …………………………………………… （106）

64. 急性脑血管意外 ……………………………………………… （107）

65. 自发性气胸 …………………………………………………… （108）

66. 低钾血症 ……………………………………………………… （108）

67. 高钾血症 ……………………………………………………… （110）

68. 低血钙 ………………………………………………………… （111）

69. 高血钙 ………………………………………………………… （112）

70. 低血钾合并低钙血症、高血钾合并低钙血症 …… （112）

71. 低血钠合并低钾血症、高钠血症 ………………… （113）

72. 低血镁与高血镁 ……………………………………………… （113）

73. 洋地黄作用 …………………………………………………… （114）

74. 洋地黄中毒 …………………………………………………… （115）

75. 奎尼丁作用及中毒 …………………………………………… （115）

76. 普鲁卡因胺作用及中毒 ……………………………………… （117）

77. 苯妥英钠作用及中毒 ………………………………………… （117）

78. 胺碘酮作用及中毒 ……………………………………（118）

79. 心得安作用及中毒 ……………………………………（118）

80. 亚硝酸盐类药物作用 …………………………………（119）

81. 肾上腺素作用 …………………………………………（120）

82. 去甲肾上腺素及异丙肾上腺素作用 …………………（120）

第四章　心律失常 ……………………………………………（122）

1. 心律失常的初步判断 …………………………………（122）

2. 心律失常的诊断程序 …………………………………（122）

3. 心律失常的诊断内容 …………………………………（124）

4. 正常窦性心律 …………………………………………（125）

5. 窦性心动过速 …………………………………………（126）

6. 窦性心动过缓 …………………………………………（127）

7. 窦性心律不齐 …………………………………………（128）

8. 病态窦房结综合征 ……………………………………（129）

9. 窦房结内游走性节律 …………………………………（129）

10. 窦房结与房室交界区游走性节律 ……………………（130）

11. 房室交界区内游走性节律 ……………………………（131）

12. 窦性停搏（又称窦性暂停或窦性静止） ……………（132）

13. 心室停搏 ………………………………………………（132）

14. 房性逸搏 ………………………………………………（133）

15. 房性逸搏心律 …………………………………………（134）

16. 房室交界性逸搏 ………………………………………（134）

17. 房室交界性逸搏心律 …………………………………（135）

18. 室性逸搏、室性自主节律 ……………………………（136）

19. 期前收缩的诊断步骤 …………………………………（137）

20. 窦性期前收缩 …………………………………………（138）

21. 房性期前收缩 …………………………………………（139）

22. 交界性期前收缩 …………………………… （139）

23. 室性期前收缩 ……………………………… （140）

24. 间位性期前收缩 …………………………… （141）

25. 并行心律 …………………………………… （142）

26. 室上性阵发性心动过速 …………………… （143）

27. 室性阵发性心动过速 ……………………… （145）

28. 非阵发性房性心动过速 …………………… （146）

29. 非阵发性交界性心动过速 ………………… （147）

30. 非阵发性室性心动过速 …………………… （148）

31. 心房扑动 …………………………………… （148）

32. 心房纤维性颤动 …………………………… （149）

33. 心房纤维性颤动伴二度房室传导阻滞 …… （150）

34. 心室扑动 …………………………………… （151）

35. 心室颤动 …………………………………… （152）

36. 干扰性房室脱节 …………………………… （152）

37. 心室夺获 …………………………………… （153）

38. 房性融合波 ………………………………… （154）

39. 室性融合波 ………………………………… （155）

40. 房内差异性传导 …………………………… （156）

41. 室内差异性传导 …………………………… （156）

42. 隐匿性传导 ………………………………… （157）

43. 反复心律 …………………………………… （158）

44. 伪反复心律 ………………………………… （159）

45. 左房心律 …………………………………… （160）

46. 冠状窦性心律 ……………………………… （160）

47. 二度伴一度窦房传导阻滞 ………………… （162）

48. 二度Ⅰ型（文氏型）窦房传导阻滞 ………… （162）

49. 二度Ⅱ型(固定型)窦房传导阻滞 ·············· (163)

50. 三度窦房传导阻滞 ·············· (164)

51. 房内传导阻滞 ·············· (164)

52. 心房分离 ·············· (164)

53. 一度房室传导阻滞 ·············· (166)

54. 二度Ⅰ型房室传导阻滞 ·············· (166)

55. 二度Ⅱ型房室传导阻滞 ·············· (167)

56. 高度房室传导阻滞 ·············· (168)

57. 三度房室传导阻滞 ·············· (169)

58. 预激症候群(一) ·············· (169)

59. 预激症候群(二) ·············· (171)

第五章　常见异常心电图的鉴别诊断·············· (173)

第一节　房、室肥大的鉴别 ·············· (173)

1. 右心房肥大 ·············· (173)

2. 左心房肥大 ·············· (174)

3. 左心室肥厚与不完全左束支传导阻滞的鉴别 ····· (174)

4. 右心室肥厚与右束支传导阻滞的鉴别 ·············· (175)

第二节　期前收缩的鉴别·············· (176)

1. 室性期前收缩与房性期前收缩伴室内差异性传导的
鉴别 ·············· (176)

2. 室性期前收缩与室性融合波的鉴别 ·············· (177)

第三节　冠状动脉供血不全和心肌劳损时在 ST-T
波改变上的鉴别·············· (178)

1. 心肌劳损 ·············· (178)

2. 慢性冠状动脉供血不全 ·············· (179)

第四节　心肌梗死的鉴别·············· (179)

一、S-T 段抬高 ·············· (179)

1. 变异性心绞痛 ·············· (179)

2. 高血钾、心动过速或左心室高电压 ········· (180)

3. 急性心包炎 ················ (180)

二、S-T 段抬高兼异常 Q 波存在 ·········· (181)

三、心肌梗死与异常 Q 波的鉴别 ········· (181)

1. Ⅰ、aVL 导联异常 Q 波与陈旧性前侧壁心肌梗死的

鉴别 ·················· (181)

2. Ⅱ、Ⅲ、aVF 导联出现异常 Q 波与陈旧性下壁心肌

梗死的鉴别 ·············· (182)

3. $V_1 \sim V_4$ 导联出现异常 Q 波与陈旧性前间壁心肌

梗死的鉴别 ·············· (184)

四、心肌梗死类似预激综合征的心电图表现 ····· (185)

1. B 型预激综合征 ············ (185)

2. A 型预激综合征 ············ (186)

第五节 心动过速的鉴别 ············· (186)

一、窦性心动过速与房性心动过速的鉴别 ······ (186)

1. 窦性心动过速 ············· (186)

2. 房性心动过速 ············· (187)

二、房性心动过速与心房扑动的鉴别 ······· (188)

1. 心房扑动 ··············· (188)

2. 房性心动过速 ············· (188)

三、室上性与室性心动过速的鉴别 ········· (189)

1. 室上性心动过速 ············ (189)

2. 室性心动过速 ············· (189)

四、预激综合征并发室上性心动过速与室性心动

过速的鉴别 ··············· (190)

1. 预激综合征并发室上性心动过速 ····· (190)

2. 室性心动过速 ……………………………………（191）

五、心室扑动与室性心动过速的鉴别 ……………（191）

1. 心室扑动 …………………………………………（191）

2. 室性心动过速 ……………………………………（192）

六、快速心房颤动兼室内传导阻滞与室性心动过
速的鉴别 …………………………………………（192）

1. 快速心房颤动兼室内传导阻滞 …………………（192）

2. 室性心动过速 ……………………………………（193）

第六节　传导阻滞的鉴别………………………………（193）

一、房性期前收缩未下传与二度房室传导阻滞的
鉴别 ………………………………………………（193）

1. 未下传之房性期前收缩 …………………………（193）

2. 二度房室传导阻滞………………………………（194）

二、干扰性房室脱节与三度房室传导阻滞的鉴别
……………………………………………………（195）

1. 干扰性房室脱节 …………………………………（195）

2. 三度房室传导阻滞………………………………（195）

三、完全性双侧束支传导阻滞与三度房室传导阻滞
的鉴别 ……………………………………………（196）

1. 完全性双侧束支传导阻滞 ………………………（196）

2. 三度房室传导阻滞………………………………（196）

第六章　动态心电图………………………………………（198）

1. 诞生 ………………………………………………（198）

2. 概况 ………………………………………………（199）

3. 组成 ………………………………………………（200）

4. 适应证 ……………………………………………（200）

5. 临床意义 …………………………………………（201）

6. 诊断价值 ·················· (202)

7. 优势 ·················· (203)

8. 不足 ·················· (203)

9. 注意事项 ·················· (204)

10. 发展方向 ·················· (205)

第七章　运动平板试验·················· (206)

1. 概况 ·················· (206)

2. 适应证 ·················· (207)

3. 绝对禁忌证 ·················· (208)

4. 相对禁忌证 ·················· (208)

5. 设备物品准备 ·················· (209)

6. 操作前准备 ·················· (209)

7. 操作方法与程序 ·················· (210)

8. 阳性标准 ·················· (211)

9. 可疑阳性标准 ·················· (212)

参考文献·················· (214)

第一章 绪 论

第一节 心电图絮语

心脏与心电图见图 1-1 所示。

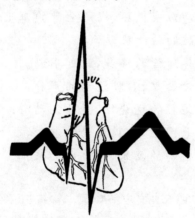

图 1-1 心脏与心电图

1. 心脏印象

　　心脏，

　　推动血液循环的动力泵，

位于胸部偏左，分为上下两层，

上层左右心房，下层左右心室，

左右互不相通；

心房连接静脉，心室连接动脉，

房室间有房室孔；

心室的出入口都有瓣膜①，

保持血液的单向流动；

心脏有节律地跳动，

靠的是心脏的传导系统②；

心脏的收缩、舒张，

推动血液循环，满足全身的血液供应；

心脏的持续跳动，

将伴随你的终身，时刻不停。

听诊器里，心脏跳动的声音，

是雄壮的主旋律，悦耳又动听；

心电图上，心脏跳动的波形，

是优美的画卷，是生命的象征。

注：①心室的入口有房室瓣，即二尖瓣、三尖瓣，心室的出口有动脉瓣，即主动脉瓣、肺动脉瓣。

②包括窦房结、房室结、房室束和左右束支等。

2. 心脏疾病印象

心脏疾病可分多种：

心包病、心肌病、心律失常和各种心脏病。

急慢性心包炎、心包积液；

心肌炎和多种心肌病①；

心律失常种类繁多，

过速、过缓②、早搏、阻滞③、颤动扑动；

另有风心病、肺心病、高心病等，

最常见的是冠状动脉粥样硬化性心脏病④，

冠心病又分为心肌缺血、心绞痛，

心肌梗死常危及生命，

猝死时有发生。

可以这样说：

所有心脏疾病的诊断都离不开心电图，

虽然不能说心电图是万能的。

注：①包括肥厚型心肌病、限制型心肌病和扩张型心肌病
　　 等。

②指窦性心动过速和窦性心动过缓。

③指各种期前收缩和传导阻滞。

④简称冠心病。

3. 心电图的发明

在一百多年前，

1903 年的某一天，

两个德国科学家，

发现青蛙的心脏产生电。

而英国科学家埃因托芬，

则在人类心脏上有同样发现。
他把电极置于病人的手脚上，
即探测到心脏释放的脉冲生物电。
他还想到记录这种电流的绝妙方法，
使电流计①的弦偏移时挡住光线，
再用一条不断移动的光感纸，
描记出心电图清晰可见。
从此掀开了人类认识心脏的新纪元，
大大方便了心脏病的诊断，
他因此而获得 1924 年的诺贝尔奖，
被世人永远铭记在心间。

注：①指弦线电流计。

4. 三个里程碑

早年，人类认识心脏，
只停留在解剖学的观察和想象。
直到 1916 年，
斯内克发明了听诊器，
人们第一次清晰地听到了心声，
才初步了解了心脏的跳动情况。
自从有了心电图，
人们开始全面认识心脏，
各种心脏病的诊断才逐渐明朗，
特别是冠心病，

和繁杂多变的心律失常。

1982 年，世界上第一台二维彩色多普勒显
　像仪，

诞生于日本的阿洛卡公司，

从此，可以实时直观显示心脏，

以及大血管内动态血流变化状况。

听诊器、心电图、多普勒，

可以视为人类认识心脏的三个里程碑，

而其中，尤以心电图的价值最为珍贵和辉
　煌。

5. 心电图印象

一条线，

一条波浪式的弯曲线，

上有波峰波谷和平段，

看似简单，

其中奥秘无穷，变化万千。

P 波、QRS 波、S-T 段，

T 波、U 波、P-R 间，

心脏活动跃然纸上，一目了然，

各种心脏病、心律失常均可判断。

在科技高度发达的今天，

心电图仍不失为

最方便、最可靠、最有价值的检查手段。

6. 学习心电图的必要性

> 每一个医务工作者，
> 都应该知晓心电图。
> 每一个临床医生，
> 都应该了解心电图。
> 每一个内科医生，
> 都应该熟悉心电图。
> 每一个心内科医生，
> 都应该精通心电图。
> 每一个急诊科医生，
> 都应该熟练掌握心电图。
> 因为心电图已成为
> 每个急重病人的必须检查项目。
> 像生命体征一样重要，
> 不容疏忽。

7. 学习心电图的四步曲

> 学习心电图，应分四步曲，
> 循序渐进，不离不弃。
> 第一步，要了解心电图的发生原理，
> 要搞清动作电位、除极、复极，
> 以及波形的正负，
> 与探查电极在体表的位置关系；
> 第二步，学会看正常心电图，

各种波形、数据的正常值应当牢记，
要善于区分心电图的正常与异常，
测量要认真,分析要仔细；
第三步,掌握心电图的异常波形,
肥厚、阻滞、高钾、低钾与预激,
冠脉缺血、心绞痛尤应注意,
心肌梗死的诊断更有重要意义；
第四步,掌握常见心律失常,
学会寻找 P 波,辨明基本心律,
判断复杂图形,先从简单学起,
多钻研,多实践,探索其中之无穷奥秘。

第二节　心电图概说

1. 何谓心电图

心脏机械收缩前,
心肌发生激动电。[①]
心肌电激[①]传全身,
电位差别体表现。
导联连接各体表,
变动电位描记全,
描出图形心电图,
结合临床[②]可诊断。

注：①指电激动。

　　②指其他临床资料。

2. 心电图的基本组成

典型心电图组成：

心房激动 P 波行，

P-R 间期 PQ 始，[1]

QRS 室激动，

室肌复极成 T 波。

激后电位 U 形成，[2]

Q 波起始到 T 末，

Q-T 间期得其名；

QRS 终点"J"，[3]

其后 S-T 段应。

或可见到 QS 波，

R 波消失全下行。

注：①P-R 间期是指 P 波起点到 QRS 波起点之间的时间。

　　②U 波是 T 波后出现的小波，其产生机制不十分清楚，一般认为是心肌激动后的"激后电位"，或者认为是浦肯野纤维或乳头肌复极的结果。

　　③QRS 波群终点与 S-T 段连接处称为"J"点。

3. 心电图的诊断价值

心图[1]价值非一般，

决定诊断共有三：

左右心室肥扩大；

急性心梗律紊乱。②

下列疾病帮助大：

陈旧心梗心肌炎，

高钾低钾药中毒，

心绞痛及心包炎；

有所裨益肺心病，

冠脉缺血电紊乱。③

心电图本非万能，

结合临床方能断。

注：①指心电图。

　　②指心律失常。

　　③指电解质紊乱。

4. 心电图的阅读

心电①阅读须注意，

排除伪差应第一。

干扰震颤基不稳，②

导联错接线③断离。

电压定标及减半，

搞清房与室关系。

测定 P-R 与 Q-T，

P"Q"④节律及频率。

室激时间⑤心电轴。

各波比例及间距。

观察各波高宽形，

结合临床细分析。

注：①指心电图。

②指交流电干扰、肌肉震颤和心电图基线不稳。

③指导线。

④指 QRS 波群。

⑤指室壁激动时间。

5. 心电图伪差的识别

左右导联接颠倒，

Ⅰ导三波①全倒立。

上下导联接错极，

aVR 波直立。

基线不稳身体移，

电极松动深呼吸。

肌颤由于室温低，

精神紧张颤麻痹。②

图形出现纤维波，

周围干扰有电器。③

注：①指 P 波、QRS 波和 T 波。

②指震颤麻痹。

③指周围有交流电干扰,如电扇、X线机等。

6. 分析心电图的步骤

找出P波第一步,
基本心律确定出;
测量P-P及R-R,
计算心率第二步,
心律不齐求平均,
房率室率分别注;
P-R间期Q-T间;
"Q"群①时间不容忽;
检查电轴是否偏;
波间比例关系殊;
S-T段上下移,
T、U形态及振幅。
结合临床及用药,
做出诊断报告出。

注:①指QRS波群。

7. 心电图的诊断

心电①诊断分三项:
基本心律要分详,
电轴偏移及分度;
结论又分四情况:
正常心电无争议,

大致正常略变样，
可疑心电轻异变，
异常心电诊断详。

注：①指心电图。下同。

第二章　心电图基础

第一节　心电图基本知识

1. 心脏的起搏传导系统

心脏传导起于窦，[①]
上腔、右房交界沟。[②]
下传纤维结间束，
该束又分前中后。
房室之间交界区，
室内束支分左右。
左支分成前后支，
浦氏纤维[③]终末收。

注：①指窦房结。

②窦房结位于上腔静脉与右心房交界处的界沟附近。

③指浦肯野纤维。

2. 心脏的生理特点

心脏具有四特点：

第一特点自律性，

传导系内律细胞，[①]

定时自动发冲动；

第二特点兴奋性，

接受刺激起反应；

能将激动传他区，

特称第三传导性；

第四特点收缩性。[②]

心电相关前三种。[③]

注：①心脏传导系统内有自律细胞，在无外界刺激的条件
　　　下，每隔一定时间能自动发动冲动，使心脏保持一
　　　定的节奏性活动。
　　②心脏的收缩性，是指接受刺激后产生机械性收缩的
　　　能力。
　　③前三种特点与心电活动相关。

3. 心肌细胞膜电位

心肌细胞静止期，

内外平衡称之"极"。[①]

膜内电位负九十，

膜外电位为零级。

动作电位分五相：

0 相心肌受刺激，

膜内电位速上升，

升至三十为除极；

1 相电位又回降，

早期迅速复极期；

2 相保持 0 电位，

缓慢复极平台区；

3 相终末复极相，

电位迅速降至"极"；[1]

4 相电位复原位，

又称静止、舒张期。

注: [1]指极化状态。

4. 动作电位与心电图的关系

动作电位心电图，

两者之间关系密。

0 相相当主波群，

QRS 室除极；

1 相相当于"J"点，

"QS"相接 S-T；[1]

S-T 段 2 相依；

T 波 3 相相当于；

4 相相当等位线；[2]

0 至 3 末为 Q-T。③

注：①QRS 波群与 S-T 段的连接点为 J 点。

②指静止状态的等电位线。

③0 相至 3 相末为 Q-T 间期。

5. 心肌细胞的极化状态和静息电位

心肌细胞之极化，

内外①存在电位差。

膜外正电膜内负，

只因离子差别大。

膜内钾浓膜外钠，②

静息状态膜透钾。③

钾之外流达平衡，

形成静息电位差。④

注：①指心肌细胞膜的内外。

②正常情况的细胞膜内外离子浓度差较大，如细胞内
钾离子浓度为细胞外的 20～30 倍，细胞外钠离子
浓度比细胞内高 4～10 倍。

③静息状态下细胞膜对钾离子的通透性较大。

④由于细胞膜内外钾离子浓度有很大差别，细胞膜对
钾离子又有一定的通透性，钾离子即顺浓度差向膜
外扩散，但同时又受到电位差的阻止，当两种拮抗
力量相等时，钾离子即停止外流，膜电位便稳定在
一定的数值（一般为 -90mV），即形成静息电位。

6. 心肌的反应期、绝对不应期和相对不应期

> 正常反应阈上激,
> 称为心肌反应期。[①]
> 不应任何强刺激,
> 称为绝对不应期。[②]
> 动作电位 0 相始,
> 负五十五毫伏齐,
> 心电图上 Q 波现,
> 直至 T 波前段倚。
> 待到电位负六十,
> 心肌可应强刺激,
> 局部产生除极化,
> 共称有效不应期。
> 其后相对不应期,
> 心肌兴奋反应低,[③]
> T 波前段至 T 终,
> 只应阈上强刺激。

注:①心肌反应期是指心肌对阈值以上的刺激产生正常
　　反应的时期。

　　②绝对不应期是指心肌对任何强度的刺激均不产生反
　　应的时期。

　　③在绝对不应期后的一段时间内,心肌兴奋性已大部
　　分恢复,但仍较正常为低,仅对强大的阈上刺激产

生反应,且反应强度低于正常,称为相对不应期。

7. 心肌细胞的除极

极化状态心细胞,[①]
受刺激后极化消。
膜通透性立即变,
钠离[②]通透性增高。
大量钠离入胞内,
膜内电位骤升高。
对钾通透性降低,
电位升至20毫。[③]
动作电位由此生,
此谓除极心细胞。

注:①指心肌细胞。
　　②指离子,下同。
　　③细胞膜内电位由$-90mV$升至$+20\sim+30mV$。

8. 心肌细胞的复极

心肌细胞除极后,
离子浓度重新布。
细胞膜靠钾钠泵,
钠移胞外钾移入。[①]
调整胞膜通透性,
极化状态得恢复。

注:①细胞膜依靠 K^+-Na^+ 泵的作用,将细胞内过多的钠
　　离子转移到细胞外,而细胞外过多的钾离子被转移
　　到细胞内。

第二节　心电图导联

1. 双极肢体导联

　　　　肢导又名标准导,①
　　　　双极分置两肢表。
　　　　记录两肢电位差,
　　　　分称Ⅰ导、Ⅱ、Ⅲ导。
　　　　Ⅰ导左上连右上,②
　　　　Ⅱ导左下右上着。③
　　　　Ⅲ导左下左上连,④
　　　　Ⅰ、Ⅲ相加等Ⅱ导(图 2-1)。⑤

注:①肢体导联又名标准导联或双极标准肢体导联。
　②肢体导联Ⅰ:正电极(黄色)接左上肢,负电极(红
　　色)接右上肢。
　③肢体导联Ⅱ:正电极(绿色)接左下肢,负电极(红
　　色)接右上肢。
　④肢体导联Ⅲ:正电极(绿色)接左下肢,负电极(黄
　　色)接左上肢。
　⑤三个标准导联间的关系是Ⅰ+Ⅲ=Ⅱ,即在任何同一瞬
　　间,导联Ⅰ与导联Ⅲ电压的代数和等于导联Ⅱ的电压。

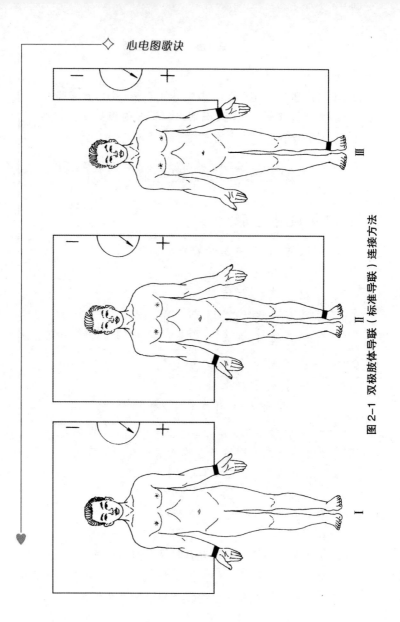

图 2-1 双极肢体导联（标准导联）连接方法

2. 加压单极肢体导联

加压单极肢体导，

双上[①]左下三点要。

各通电阻连中心，[②]

中心电位零点高[③]

特将中心接负极，

探查电极接正着。[④]

描记某一肢体图，

该线电阻断离掉。[⑤]

左上"L"右上"R"，[⑥]

aVF 左下脚(图 2-2)。

注：①指双上肢。

②将双上肢、左下肢的三个电极板各通过一个高电阻 (5000 欧)，连接在一点称为中心电端。

③中心电端的电位始终接近于零。

④将中心电端与心电图的负极相接，探查电极与其正极相接。

⑤当描记某一肢体单极导联心电图时，将该肢体与中心电端相连的高电阻断离开，可使心电图波幅增加 50%。

⑥左上肢为 aVL，右上肢为 aVR。

3. 单极心前导联

心前导联谓胸前，[①]

负极连接中电端。[②]

胸壁各部探查极：[③]

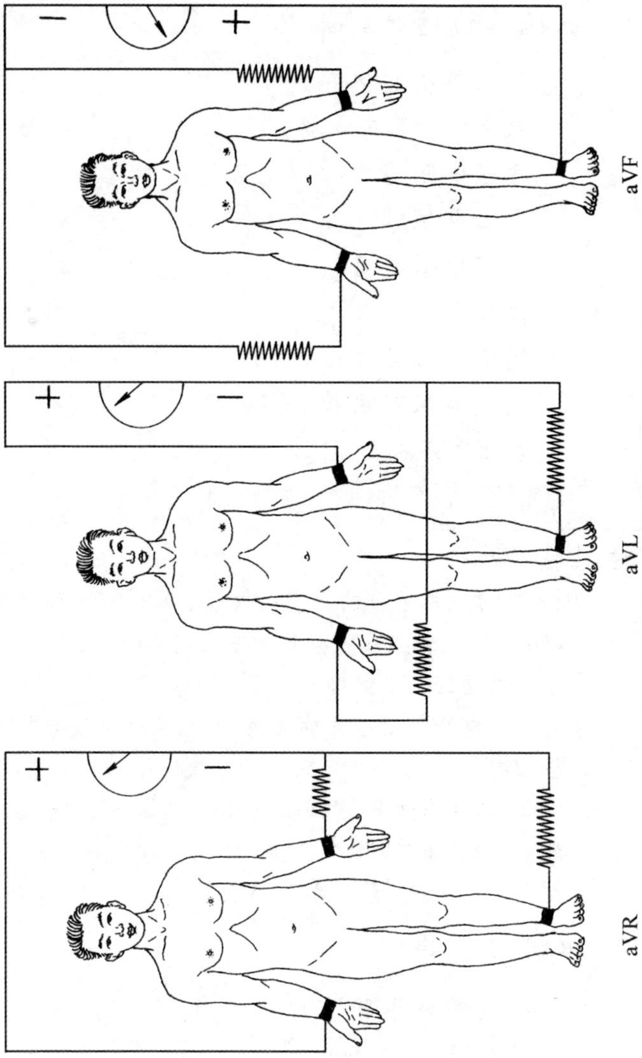

图 2-2 加压单极肢体导联的连接方法

aVF

aVL

aVR

V_1 胸右四肋间；④

V_2 胸左"1"相对；⑤

V_3 "2""4"间中点；⑥

V_4 位于五肋间，

左锁中线相交点；⑦

V_5 到"9"同水平，⑧

V_6 腋中"5"腋前；⑨

V_7 腋后 V_8 肩；⑩

V_9 位于脊旁线。

偶用右胸 V_{3R}，

左胸 V_3 对应点（图 2-3）⑪。

注：①心前导联也称单极胸前导联。

②指中心电端。

③指探查电极。

④V_1 在胸骨右缘第 4 肋间。

⑤V_2 在胸骨左缘第 4 肋间，与 V_1 相对应。

⑥V_3 在 V_2 与 V_4 连线的中点。

⑦V_4 在第 5 肋间与左锁骨中线相交处。

⑧V_5、V_6、V_7、V_8、V_9 在同一水平。

⑨V_6 在左腋中线上；V_5 在左腋前线上。

⑩V_7 在左腋后线上；V_8 在左肩胛下角处。

⑪在临床工作中，有时因 $V_1 \sim V_6$ 导联不能满足诊断
需要，可加做 $V_{3R} \sim V_{6R}$，其部位在与 $V_3 \sim V_6$ 相对
应的右胸部位。

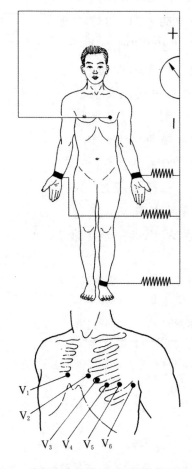

图 2-3 单极心前导联(胸前导联)的连接方法

第三节　正常心电图波形特征

典型心电图,见图 2-4 所示。

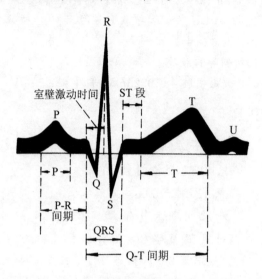

图 2-4　典型心电图

1. P 波

正常 P 波呈钝圆,

Ⅰ、Ⅱ、F、4、6 站。[①]

aVR P 波倒,

余导双向或正、反。[②]

时间小于点 11(读 yāo),[③]

振幅胸肢[④]不一般,

　　　　肢导小于点 25，

　　　　胸导 20 为上限。⑤

────────────

注：①Ⅰ、Ⅱ、aVF、V₄～V₆ 导联 P 波直立。

　　②Ⅲ、aVL、V₁～V₃ 导联 P 波可双向、直立或倒置。

　　③P 波时间＜0.11 秒。

　　④指胸导和肢导。

　　⑤P 波振幅肢导＜0.25mV，胸导＜0.20mV。

2. P-R 间期

　　　　P-R 间期起点找，

　　　　P、Q 起点之间秒。①

　　　　点 12 到点 20，②

　　　　测此间期选Ⅱ导。③

　　　　一度阻滞超 20，④

　　　　交界心律 12 小。⑤

────────────

注：①P-R 间期是 P 波起点至 QRS 波起点之间的时间。

　　②P-R 间期的正常范围是 0.12～0.20 秒。

　　③测定 P-R 间期应选择 P 波最宽的导联，即Ⅱ导。

　　④P-R 间期＞0.20 秒，可以诊断为一度房室传导阻
　　　滞。

　　⑤P-R 间期＜0.12 秒，多见于交界性心律。

3. QRS 波群及室壁激动时间

　　　　QRS 心室形，

点 06 到点 10。[①]

第二向上 R 撇，

仅一下波 QS 应。[②]

大波大写小波小，[③]

各种符号标记明。

右点 03 左 05，

"室激" Q 始到 R 顶。[④]

注：[①] QRS 波群代表左右心室的除极波，其时限，正常成
　　人为 0.06～0.10 秒。

[②] QRS 波群如果形态出现变异，第二个向上的波称
　　为"R'"波；仅有向下的波称为"QS"波。

[③] QRS 波群中振幅较大的波用 Q、R、S 分别代表，振
　　幅较小的波用 q、r、s 分别代表。

[④] 室壁激动时间是指从 QRS 波群开始到 R 波顶峰
　　的时间。右心室壁激动时间正常为 0.01～0.03
　　秒，主要反映在 V_1、V_2 导联；左心室壁激动时间正
　　常为 0.02～0.05 秒，主要反映在 V_5～V_6 导联。

4. Q 波

正常 Q 波见胸导，

深度小于点 3 毫，

应无切迹或挫折，

时间小于 04 秒。[①]

V_1、V_2 不应出，

QS 波形可找到。[②]

V_3 q 波极少见，

V_4、V_6 常见到。

深度小于 R1/4，

异常 Q 波勿放掉。[③]

注:①Q 波可见于左胸导联和某些肢体导联,一般深度不超
过 0.3mV,且不应有切迹或挫折,时间应＜0.04 秒。

②V_1、V_2 导联不应出现 Q 波或者 q 波,但可呈 QS 波。

③V_4～V_6 导联往往有 q 波,但深度不应超过后继 R
波的 1/4,时限不超过正常范围,否则为异常 Q 波,
常见于心肌梗死,不容忽视。

5. R 波

V_1 R 1 毫伏,

V_5 小于 2 点 5。[①]

"R"点 5"F"2,

不超 1 点 2"L"。[②]

Ⅰ导 15 Ⅱ导 25,

Ⅲ导不超 2 毫伏。[③]

注:①R_{V_1} 不超过 1mV;R_{V_5} 不超过 2.5mV。

②R_{aVR} 不超过 0.5mV;R_{aVF} 不超过 2.0mV;R_{aVL} 不
超过 1.2mV。

③R_I 不超过 1.5mV;R_{II} 不超过 2.5mV;R_{III} 不超过 2.0mV。

6. S 波

V₁、V₂S 大，

出现 QS 不用怕。[①]

V₁S 小 15，

加 V₅R40 下。[②]

S_{V_5}、R_{V_1}，

小于 12 两者加。[③]

———————————

注:①V₁、V₂ 多呈 rS 型，也可呈 QS 型，一般属正常。

②V₁、V₂ 的 S 波一般不超过 1.5mV，S_{V_1} ＋ R_{V_5} 应 ＜4.0mV。

③S_{V_5}＋R_{V_1} 应＜1.2mV。

7. S-T 段

S-T 段 S 末，

T 波起始之间测。[①]

任何导联 S-T，

下移不超半小格。[②]

抬高不超点 1 毫，

右胸不超三小格。[③]

———————————

注:①S-T 段是指 QRS 波终点到 T 波起始的一段时限，

代表心室除极结束到心室复极开始的短暂时间。

②任何导联的 S-T 段下移均不得超过 0.05mV。

③正常 S-T 段抬高,肢导与左胸导联($V_{4\sim6}$)不得超过 0.1mV;右胸导联($V_{1\sim3}$)不得超过 0.3mV。

8. T 波

> T 波常呈钝圆形,
> 前长后短不对称。①
> 方向主波相一致,
> aVR 倒置行。
> 直立Ⅰ、Ⅱ$V_{4\sim6}$,
> Ⅲ导直倒双向平。②
> T 低大于 R1/10,
> 高尖窄 T 高钾梗。③

注:①T 波常呈前支长后支短双支不对称的图形。
　②Ⅲ导 T 波可直、可倒、可双向、可平坦。
　③T 波振幅应大于同导联 R 波的 1/10。T 波高耸一般无重要意义,但如果出现异常高尖、底部较窄,应结合临床除外高钾血症和急性心肌梗死超急期。

9. Q-T 间期

> 心室除极复极完,
> 总共时间 Q-T 间。①
> Q 群起点到 T 末,
> 长短决定率快慢。②
> 心率若在"6"、90,

点 36 到点 43。③

矫正 Q-T 意义大，

零点 44 秒为限。④

R-R 时间平方根，

去除 Q-T 测时间。⑤

注:①Q-T 间期代表心室除极、复极过程总共所需时间。

②Q-T 间期为 QRS 波群起点至 T 波完结的时间,其长短决定于心率的快慢。

③心率若在每分钟 60～90 次时,Q-T 间期为 0.36～0.43 秒。

④矫正后的 Q-T 间期(QTc)意义较大,最高值均应 <0.44 秒。

⑤QTc 的计算公式:$QTc = \dfrac{实测\ QT\ 间期}{\sqrt{R\text{-}R}}$。

10. U 波

U 波 T 后才出现,①

V_2、V_3 最明显。②

方向与 T 波一致,

电压不超 T 波半。③

产生机制不甚明,

激后电位、复极电。④

注:①U 波是在 T 波之后 0.02～0.04 秒出现的圆钝状

低平波。

②V_2、V_3导联 U 波的电压可高达 0.2～0.3mV。

③U 波的电压不应超过同一导联 T 波的 1/2。

④U 波的发生机制尚不甚清楚,一般认为是心肌激
动后的"激后电位",或者认为是浦肯野纤维或乳头
肌复极的结果。

第四节 心电图各波、段变化的临床意义

1. P 波增宽

P 波增宽超时限,
并有切迹"房内传"。[①]
若出双峰左房大,
称此 P 波"二尖瓣"。[②]

注:①P 波增宽时限超过 0.11 秒,并有明显的切迹,见于
心房内传导阻滞。

②如 P 波增宽并出现双峰,称为二尖瓣型 P 波,见于
左心房肥大。

2. P 波高耸

P 波高耸右房大,
见于"肺心""肺高压",[①]
"房间缺损""法洛四",[②]
"三尖瓣漏""肺脉狭"。[③]

注:①见于肺源性心脏病、肺动脉高压。

②指房间隔缺损、法洛四联症。

③指三尖瓣关闭不全、肺动脉狭窄。

3.P 波减低或消失

P 低一般无意义，

或可见于"甲腺低"。①

"P 无"见于"窦停搏"，

房颤、房扑、"室性期"。②

注:①P 波降低一般无意义,可见于甲状腺功能减低。

②P 波消失见于心房颤动、心房扑动、窦性停搏和室
性期前收缩等。

4.P 波方向异常

"交律""R"P 波直，

Ⅱ、Ⅲ、"F"P 倒置。①

Ⅰ、"L"P 倒右位心，

伴随主波向下循。②

或接肢导左右反，

aVR、"L"换。③

Ⅰ、"6"P 倒左房律，

Ⅱ、Ⅲ、"F"P 向反。④

注：①交界性心律时，aVR 导 P 波直立，Ⅱ、Ⅲ、aVF 导 P
波倒置。

②Ⅰ导、aVL 导 P 波倒置见于右位心，同时伴有主波
向下。

③左右上肢导联反接时，在肢体导联上如同右位心，
aVL 导的波形与正常情况下 aVL 导波形一致。

④Ⅰ导、V_6 导 P 波倒置见于左心房心律，同时常伴
Ⅱ、Ⅲ、aVF 导 P 波倒置。

5. P 波数与 QRS 波群数不一致

P 波多于"Q…"波数，
"房早""阻滞"二三度。[1]
P 波若比"Q…"波少，
房室分离与"室早"。[2]

注：①P 波数多于 QRS 波群数，常见于房性期前收缩及
二、三度房室传导阻滞。

②P 波数小于 QRS 波群数，常见于房室分离及室性
期前收缩。

6. P-P 间距不齐、增大、缩小

P-P 不齐窦不齐，
"窦停""窦阻"与"房期"。[1]
间距增大见"窦缓"，[2]
"窦速""阵速"缩间距。[3]

注:①P-P间距不齐,多见于窦性心律不齐、窦性停搏、窦
房传导阻滞和房性期前收缩。

②指窦性心动过缓。

③P-P间距缩小,见于窦性心动过速或阵发性心动过速。

7. P-R 间期缩短

P-R 缩短"交界逸",

"交界性早"与"预激",[①]

交感神经张力增,

房室脱节干扰性。[②]

注:①P-R 间期缩短见于房室交界性逸搏、交界性期前收
缩和预激症候群。

②指干扰性房室脱节。

8. P-R 间期延长

"一度阻滞"P-R 延,

二度Ⅰ型"阻滞传",

房室分离阻滞性,

"迷走""干扰"P-R 延。

注:P-R 间期延长见于一度房室传导阻滞、二度Ⅰ型房室
传导阻滞、阻滞性房室分离、迷走神经张力增高和干
扰性 P-R 间期延长。

9. QRS 波出现切迹

R 顶切迹"Q…"时宽,
提示"室内阻滞传";[1]
"Q…"始顿挫与切迹,
预激波形可判断;[2]
R 降支 S 升,
正常切迹可出现。[3]

注:[1]在接近 R 波顶点的部位出现切迹,提示存在室内
　　传导阻滞,此时多伴有 QRS 波时增宽。
　　[2]QRS 波起始部分有明显的顿挫与切迹可考虑为预
　　激症候群的预激波。
　　[3]在 R 波的降支或 S 波的升支出现切迹多属正常。

10. QRS 时限增宽

"室传异常""Q…"时宽,[1]
见于室内差异传;[2]
心室肥大与"室早";[3]
"预激症候""束支传";[4]
高镁低镁心律平,[5]
"高钾""洋""奎"与"酰胺"。[6]

注:[1]室内传导异常是 QRS 时限增宽的常见原因。
　　[2]指室内差异性传导。

③指室性期前收缩。

④指预激症候群和束支传导阻滞。

⑤指高血镁、低血镁和静脉大量使用普罗帕酮(心律平)。

⑥指高血钾(血钾超过 8mmol/L)、洋地黄中毒、奎尼丁中毒和普鲁卡因胺中毒。

11. QRS 波群电压增高(一)

R_{V_1} 超 1"毫"，

或比 S 振幅高，

逆钟转位、"后壁梗"，

"右支阻滞"、右室"厚"。

注：R_{V_1} 电压>1.0mV，或 R_{V_1}/S_{V_1}>1，见于右心室肥厚、右束支传导阻滞、逆钟向转位及局限性真后壁心肌梗死。

12. QRS 波群电压增高(二)

R_{V_5} 25"毫"，

左室肥厚"左压高"，[1]

若比 S 小于 1，

顺钟转位、右室"厚"。[2]

注：[1]R_{V_5} 超过 25mm，见于左心室高电压、左心室肥厚。

[2]V_5 的 R/S<1，提示顺钟向转位、右心室肥厚。

13. QRS 波群电压降低(一)

"Q…S"波群电压低，

见于心包"液、血积",[①]

胸腔积液或气胸,

水肿、肥胖厚胸壁,[②]

肺气肿或肺淤血,

"缩窄包炎"及"甲低"。[③]

注:①QRS 波群电压降低见于心包积液、心包腔内积血。

②全身水肿及过度肥胖因胸壁加厚而造成 QRS 波群电压降低。

③缩窄性心包炎及甲状腺功能减低。

14. QRS 波群电压降低(二)

"Q…"电压低心肌病,

广泛心梗、"心肌硬…",

脱水、电解质紊乱,

"心肌变化退行性"。

注:QRS 波群电压降低还可见于心肌病、广泛性心肌梗死、心肌硬化、显著脱水、电解质紊乱及心肌退行性病变。

15. S-T 段抬高

S-T 抬高两情况:[①]

弓背向下可正常,

"过速"、急性心包炎,[②]

　　"心梗"多见弓背上，③

　　胸腔肿瘤、室壁瘤，

　　心绞痛呈变异"状"（图 2-5）。④

注：①S-T 段抬高有两种情况。

　　②一种情况是弓背向下抬高,可见于正常变异、心动
　　　过速、急性心包炎。

　　③另一种情况是弓背向上抬高,见于心肌梗死。

　　④变异型心绞痛。

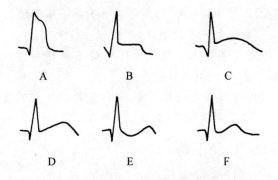

图 2-5　各种 S-T 段抬高形态

　　A. 典型的弓背向上 S-T 段抬高

　　B. 平台型 S-T 段抬高

　　C. 穹窿型 S-T 段抬高

　　D. 斜上型 S-T 段抬高

　　E. 弦月型 S-T 段抬高

　　F. 正常形态的 S-T 段抬高

16. S-T 段下降(一)

S-T 下降除Ⅲ导,
其余不超点 5"毫",[①]
水平压低 Q-T 延,
低钾血症 U 明显,[②]
鱼钩下垂 T 倒置,
洋地黄作用 Q-T 短(图 2-6)。[③]

注:①除Ⅲ导联以外,任何导联 S-T 段下降超过 0.5mm,
　　均称为 S-T 段下降。

　　②S-T 段呈水平型压低且有 Q-T 间期延长,U 波明
　　显,为低血钾时的改变。

　　③S-T 段呈鱼钩样下垂,并与倒置的 T 波前支融合,
　　Q-T 间期缩短,为洋地黄作用。

17. S-T 段下降(二)

S-T 降平、斜型,
心肌缺血、冠心病,[①]
下降明显伴 T 倒,
提示"心内膜下梗"(图 2-6)。[②]

注:①S-T 段呈水平型及下斜型下降,为冠心病、心肌缺
　　血的表现。

　　②若 S-T 段呈明显水平型下降或下斜型下降,伴 T
　　波倒置,可提示心内膜下梗死。

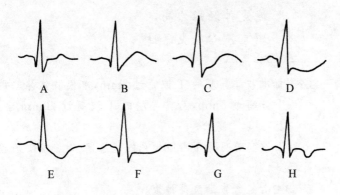

图 2-6 各种 S-T 段下降形态

A. 正常心电图

B. 假性 S-T 段降低

C. J 点下降

D. 弓背型 S-T 段下降

E. 斜下型(缺血型)S-T 段下降

F. 水平型(缺血型)S-T 段下降

G. 鱼钩状 S-T 段下垂(洋地黄作用)

H. 单纯 T 波倒置

18. T 波高耸

"标导"超"7"、"单导""5",

"胸"超"20"T 高耸。①

"对侧心梗""超急期",②

"左室舒张"负荷重。③

"膜下缺血"④、高血钾,

"束支阻滞""速心动"。⑤

迷走神经张力高，

甲亢、"心包炎急性"。⑥

注:①标准肢体导联的 T 波超过 7mm,单极肢体导联的

　　T 波超过 5mm,胸前导联的 T 波超过 20mm 者,

　　称为 T 波高耸。

②T 波高耸可见于心肌梗死的超急期、对应侧心肌梗

　　死。

③左心室舒张期负荷过重。

④心内膜下缺血。

⑤束支传导阻滞、心动过速。

⑥甲状腺功能亢进、急性心包炎。

19. T 波低平

T 波低平低 2"毫",

或者小于 R"10、1"(读 yāo),①

Ⅰ、Ⅱ、"5""6"若出现,

"低钾""包炎""心肌劳"。②

注:①T 波低于 2mm,或当 QRS 主波向上,T 波小于同

　　导联 R 波 1/10 时称为 T 波低平。

②在 Ⅰ、Ⅱ、V_5、V_6 导联出现 T 波低平时,提示心肌

　　缺血、心肌劳损、心包炎、低血钾等。

20. T 波倒置

Ⅰ、Ⅱ、V_4、V_6 导,

> 心肌缺血 T 波倒，
> 洋地黄及奎尼丁，
> 心肌疾病、低钾、"包"。

注：在 Ⅰ、Ⅱ、$V_4 \sim V_6$ 导联，T 波应直立向上，如倒置见于心肌缺血、洋地黄及奎尼丁作用、心肌疾病、低血钾及心包炎。

21. Q-T 间期异常

> Q-T 延长心肌炎，
> "肌损""心衰""阻滞传"，[1]
> 低钾、低钙、酸中毒，[2]
> 奎尼丁与"锑"、"酰胺"。[3]
> 高钾、高钙、心动速，
> 洋地黄使 Q-T 短。[4]

注：[1]Q-T 间期延长见于心肌炎及各种原因引起的心肌损害、心力衰竭及束支传导阻滞。

[2]低血钾、低血钙、酸中毒。

[3]奎尼丁、锑剂、普鲁卡因胺等药物作用。

[4]Q-T 间期缩短见于高血钾、高血钙、心动过速及洋地黄作用。

22. U 波异常

> U 波增大超 T"半"，[1]
> "低钾""高钙""窦性缓"，[2]

酒石酸锑、洋地黄，③
钡剂中毒或甲亢。④
U倒"冠脉血不足"，
高钾、"高压"或"梅毒"。⑤

注:①若 U 波超过同一导联 T 波的 1/2,即为 U 波增大。
②见于低血钾、高血钙、窦性心动过缓。
③酒石酸锑作用、洋地黄作用。
④碳酸钡中毒、甲状腺功能亢进。
⑤U 波倒置可以是冠状动脉供血不足的一种表现,
常见于高血钾、高血压病、梅毒性主动脉瓣关闭不
全等。

第五节　心电轴、钟向转位、心率

1. 心电轴的粗略判断

判断电轴看 Ⅰ、Ⅲ，①
轴正主波向上边。②
Ⅰ上、Ⅲ下轴偏左，
Ⅰ下、Ⅲ上轴右偏。③
Ⅰ导、Ⅲ导均向下，
重度右偏可诊断(图 2-7)。

注:①平均心电轴是指心脏在激动过程中,产生无数个瞬
时综合向量的总和,是分析心电图的一项指标,它

对诊断心室肥厚、左半束支传导阻滞有一定的帮
助。临床上可从Ⅰ导联和Ⅲ导联的 QRS 波的主波
方向粗略地判断电轴是否正常。

②一般Ⅰ导联、Ⅲ导联主波一致向上为电轴不偏。

③若Ⅰ导联主波向上，Ⅲ导联主波向下为电轴左偏；
若Ⅰ导联主波向下，Ⅲ导联主波向上为电轴右偏。

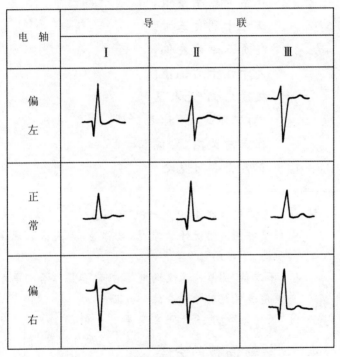

电 轴	导　　　　联		
	Ⅰ	Ⅱ	Ⅲ
偏左			
正常			
偏右			

图 2-7　心电轴偏离时在标准导联上的图形

2. 心电轴的测试

平均心电轴测试，

Ⅰ导Ⅲ导选择之。

QRS代数和，

查表可知电轴值。

3. 正常心电轴、不定轴

正常电轴测量值，

正九十到负三十。①

超负三十为左偏，

大于九十右偏值。

极度右偏"无人区"，

现以"不定轴"称之。②

临床意义同"右偏"，③

正常变异可见之。④

注：①正常心电轴在＋90°～－30°范围。

②极度右偏的情况不太常见，被称为"无人区"，现多
称为"不定轴"。

③"不定轴"的临床意义同电轴右偏，但需结合心电图
其他表现及其他检查综合判断。

④"不定轴"也可见于正常变异。

4. 心电轴偏移的分类

平均心电轴偏移，

左偏右偏分等级。

小三十度轻左偏，

零度之下中左移，

负三十度重左偏，

大九十度轻右移，

超一百二①中右偏，

超一百八②重右移。

注：①指 120°。

②指 180°。

5. 心电轴左偏的意义

电轴左偏生理性，

心呈横位膈肌升。①

负三十度属病理：

左室肥厚心、肺梗，②

左支阻滞左前分，③

B 型预激④肺气肿。

注：①造成电轴左偏的原因为生理性横位心、各种情况引
　　起的膈肌上升等。

②指下壁心肌梗死、急性肺梗死。

③指左束支阻滞和左前分支阻滞。

④指 B 型预激症候群。

6. 心电轴右偏的意义

轻度右偏非属病，

儿童、成人无力型。

超一百一属病理：[1]

右室肥厚先心病，

右束支阻左后分，[2]

悬垂心脏肺心病。

注：①电轴右偏超过110°者多属病理状态。

②指右束支阻滞及左后分支阻滞。

7. 正常心位

正常心位无转动，

V_1、V_2 右室形。

r 波小 S 大，

S 渐小 r 增；[1]

V_3、V_4 呈过渡，

RS 几乎等；[2]

V_5、V_6 左室波，

R 波高 q 先行。[3]

注：①正常情况下，如心脏沿其长轴无明显转位时，V_1、V_2 反映右心室的波形，呈 rS 型，r 波逐渐增高，S 波逐渐变小。

②V_3、V_4 过渡波形，R、S 波几乎相等或近似。

③V_5、V_6 反映左心室的波形，呈 qR 或 qRs 型。

8. 顺钟向转位

"顺转"右室向左移，

左室向后被隐蔽。

V_1 到"4"右室波，

S 波大 r 低。

甚则波及 V_4、"6"，

左室波形难寻觅。

──────────

注: 顺钟向转位,因右心室向左移动,左心室被推向后,故自 V_1～V_4 甚至 V_5、V_6 均显示右心室波形。

9. 逆钟向转位

逆钟转位 R 高，

左室波形提前到。

V_3、V_4 左室波，

只缘左室向右靠。

──────────

注: 逆钟向转位,因左心室向前向右移动,故 V_3、V_4 提前出现左心室波形,呈 Rs 型或 qRs 型。

10. 心率的测量(一)

测量心率可用尺，

15 厘米 6 秒时，

其间 P 波有多少，

乘 10 即是心率值。

注: 测量心率的常用方法有两种,第一种方法是用刻度为厘米的小尺,测出 15cm 即 6 秒的距离,数出其间 P 波(或 R 波)的数目,乘以 10 即是心率(次/分)。

11. 心率的测量(二)

测量 5 个 R-R 时,

算出秒数的平均值,

再用 60 除以此数,

得出商数心率是。

注: 第二种测量心率的方法是用双脚规测量若干个(5 个以上)R-R 或 P-P 间隔,求出其秒数的平均值(0.04s/mm)即代表一个心动周期的时间,用 60s 除以这个数得出的商数便是心率。

第三章　心电图异常波形

1. 左心房肥大

左房肥大 P 增宽,[①]

点 04 秒双峰间,[②]

后峰略比前峰高,

Ⅰ、Ⅱ、"L"导明显(图 3-1)。[③]

注:①左心房肥大时,P 波增宽,>0.12 秒。

②P 波呈双峰型,峰距≥0.04 秒。

③在Ⅰ、Ⅱ、aVL 导联明显。

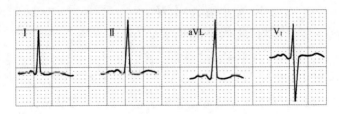

图 3-1　左心房肥大

2. 右心房肥大

右房肥大 P 高尖，

P 波时间不增宽，

Ⅱ、Ⅲ、"F"大"25"，[①]

V_1 超过"20"边（图 3-2）。[②]

注：① Ⅱ、Ⅲ、aVF 导联 P 波＞0.25mV。

②V_1 导联 P 波超过 0.20mV。

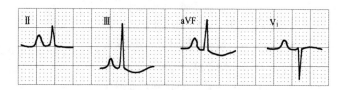

图 3-2 右心房肥大

3. 心室肥厚

心室肥厚"室激"长，[①]

R 波升高、S-T 降，

T 波低平或倒置，

心肌缺血"劳损"伤。[②]

注：本首歌诀是描述心室肥厚的综合心电图特征的。

①心室肥厚时室壁激动时间延长。

②心室肥厚时由于相对供血不足引起心肌劳损。

4. 左心室肥厚

左室肥厚 R 波高，
超过"25"V$_5$ 导，[①]
加 S$_{V_1}$ 超"40"，[②]
"L""12"、"F"2"毫"，[③]
"Q…"群时间、"室激"长，[④]
电轴左偏"心肌劳"（图 3-3）。[⑤]

注：①左心室肥厚时 R$_{V_5}$、R$_{V_6}$ 超过 25mm。

②R$_{V_5}$ ＋S$_{V_1}$ 超过 40mm。

③R$_{aVL}$ 超过 12mm，R$_{aVF}$ 超过 2mV。

④QRS 波群时间延长为 0.10～0.11 秒，左心室壁激动时间超过 0.05 秒。

⑤呈现显著的心电轴左偏与 S-T 段压低、T 波倒置等心肌劳损表现。

5. 右心室肥厚

右室肥厚看 V$_1$，
R 大超过 10 毫米，[①]
V$_5$ 相反 R 小，[②]
"1"R"5"S"12"余，[③]
"R"R 超"5"轴右偏，[④]
大于"03""右室激"（图 3-4）。[⑤]

注:①右心室肥厚时,V_1呈 Rs 型或 RS 型,R/S>1,Rv_1
$\quad$>10mm。

$\quad$②V_5与 V_1 相反,呈 rS 或 RS 型,R/S<1。

$\quad$③Rv_1+Sv_5>12mm。

$\quad$④R_{aVR}>5mm,电轴右偏。

$\quad$⑤右心室壁激动时间超过 0.03 秒。

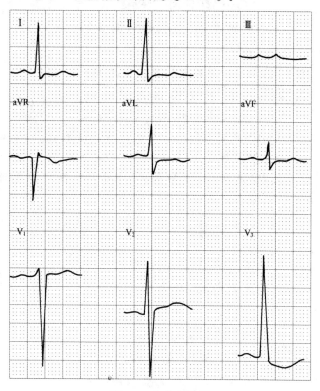

图 3-3 左心室肥厚

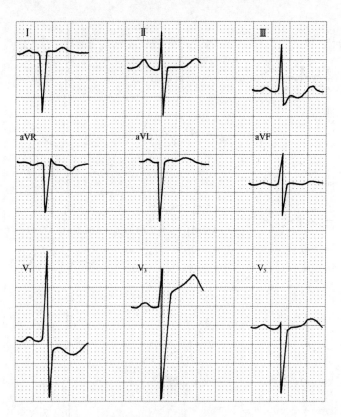

图 3-4　右心室肥厚

6. 左右心室同时肥厚

双室肥厚三情况：[①]

相互抵消似正常；[②]

或现一侧肥厚变；[③]

或呈双侧肥厚样（图 3-5）。[④]

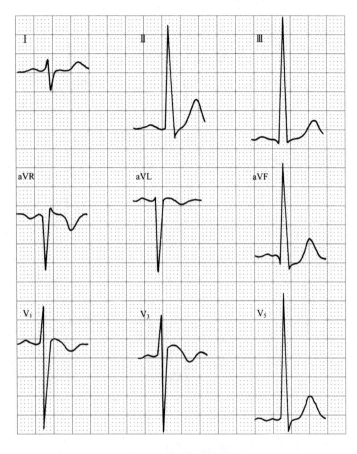

图 3-5 双侧心室肥厚

（动脉导管未闭）

注：①左右两侧心室同时肥厚时可表现出三种情况。

②左右两侧电压改变互相抵消,心电图类似正常。

③仅表现一侧心室肥厚的心电图改变。

④呈现双侧心室肥厚的心电图特征。

7. 完全性左束支传导阻滞

"左支阻滞""Q…"时长,[①]

V_5 无 Q、R 宽敞,

"L"、I 导似 V_5,

R 顶粗钝"M"样;[②]

V_1 无 rS 大;[③]

S-T、T 变反向(图 3-6)。[④]

注:①完全性左束支传导阻滞时,QRS 波群时间超过 0.12 秒。

②V_5 导没有 Q 波而呈现一宽阔、粗钝的 R 波,顶部常有切迹呈"M"形,aVL、I 常与 V_5 相似。

③V_1 常无 r,呈 QS 型,或呈 rS 型,S 波宽大而深。

④S-T 段、T 波呈现与 QRS 基本图形方向相反的变化,即在 QRS 基本向上的导联表现为 S-T 段下降及 T 波倒置;在 QRS 基本向下的导联表现为 S-T 段抬高及 T 波直立。

8. 不完全性左束支传导阻滞

不完全性"左支传…",

"Q…"群时间略增宽,[①]

波幅增高波形变,

像"室肥厚"似"完全"。②

注：①不完全性左束支传导阻滞时，QRS 波群时间较正
常略宽，为 0.11～0.12 秒。

②QRS 波振幅较正常高大，与左心室肥厚的图形相
似；QRS 波形变化与完全性左束支传导阻滞相似，
但切迹较轻或不明显。

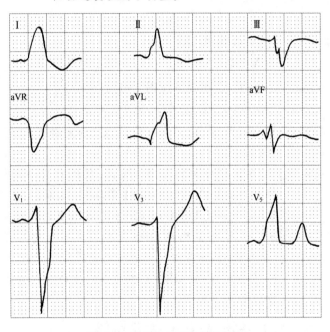

图 3-6　完全性左束支传导阻滞

9. 左前分支传导阻滞

"左前支阻"轴左偏，①

Ⅰ、"L""qR"、Q 深陷,[②]

Ⅱ、Ⅲ、"F""rS",[③]

"Q…"群时限或增宽(图 3-7)。[④]

注:①左前分支传导阻滞时,电轴左偏,等于或负值大于
　　－30°。

②Ⅰ、aVL 呈 qR 型,也可显 Q 波,较深但不增宽。

③Ⅱ、Ⅲ、aVF 呈 rS 型,S$_Ⅲ$>S$_Ⅱ$。

④QRS 波时限不增宽或稍增宽。

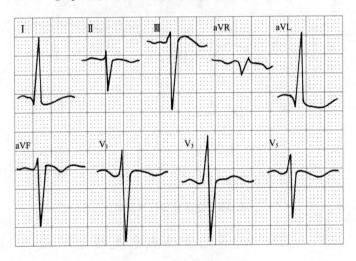

图 3-7　左前分支传导阻滞

10. 左后分支传导阻滞

"左后支阻"轴偏右,[①]

Ⅰ、"L"r 前 S 后,[②]

Ⅱ、Ⅲ、"F"qR 型，

也可出现深"窄"Q(图 3-8，另见图 3-25)。③

注：①左后分支传导阻滞时，平均心电轴右偏＋100°～
＋120°。

②Ⅰ、aVL 呈 rS 型。

③Ⅱ、Ⅲ、aVF 呈 qR 型，也可出现较深 Q 波但不增
宽。

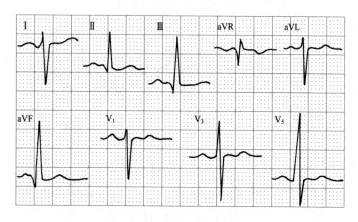

图 3-8　左后分支传导阻滞

11. 完全性、不完全性右束支传导阻滞

"右支阻滞""Q…"时长，①

V₁ 双 R"M"样，②

或呈单 R 有切迹，③

T 波倒置、S-T 降；

V₅、Ⅰ、"L"S 宽，④

S-T 抬高、T 向上(图 3-9,图 3-10,另见图 3-32)。

注:①完全性右束支传导阻滞 QRS 波群时间延长,>

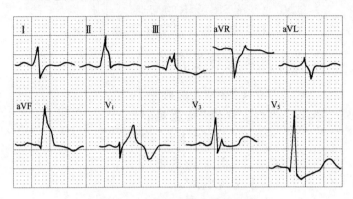

图 3-9　完全性右束支传导阻滞

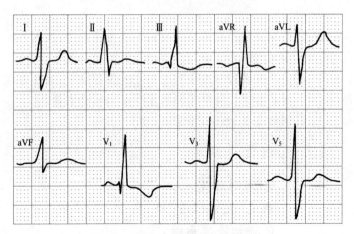

图 3-10　不完全性右束支传导阻滞

0.12 秒;不完全性右束支传导阻滞时,QRS 波群时间不超过 0.11 秒。

②V₁ 呈 rSR′型,似"M"样,R′高且宽大。

③V₁ 也可呈 SR′型,R′有切迹。

④V₅、Ⅰ 及 aVL 可出现宽阔、粗钝的 S 波。

12. 双侧束支传导阻滞

"右支"合并"左前半",

"右支阻滞"轴左偏;①

"右支"合并"左后半",

"右支"图形轴右偏,②

Ⅰ导呈现"rS",

Ⅲ导"qR"仔细看(图 3-11,图 3-12)。③

注:①右束支传导阻滞合并左前半支传导阻滞,表现为典型的右束支传导阻滞图形合并有明显电轴左偏。

②右束支传导阻滞合并左后半支传导阻滞,表现为典型的右束支传导阻滞图形伴电轴明显右偏。

③同时Ⅰ呈 rS 型,Ⅲ呈 qR 型。

13. 室内传导阻滞

QRS 时限宽,①

确定"左右阻滞"难,②

R 顶切迹波形畸,③

"室内阻滞"可诊断(图 3-13)。④

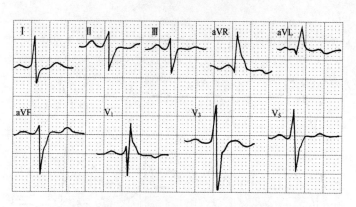

图 3-11 右束支传导阻滞合并左前半支传导阻滞

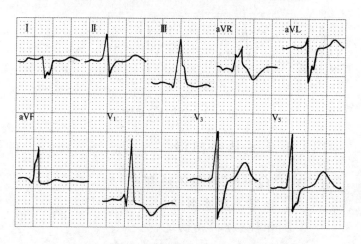

图 3-12 右束支传导阻滞合并左后半支传导阻滞

注:①室内传导阻滞时,QRS 波群时限>0.11 秒。

②胸导难以确定左束支或右束支传导阻滞。

③QRS 波群出现 R 波顶点部位的切迹及其他畸变的

波形。

④遇到以上情况可笼统地诊断为室内传导阻滞。

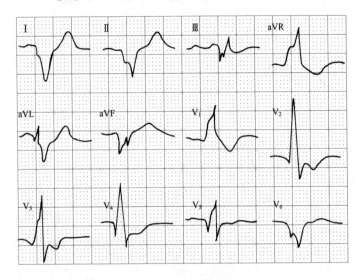

图 3-13 室内传导阻滞

14. 小束支传导阻滞

"Q…群"时限不延期,①

个别导联波形畸,

粗钝、挫折或切迹,②

小束支阻滞没问题。

注:①小束支阻滞时 QRS 波群时限正常。

②个别导联出现粗钝、挫折或切迹等畸变波形。

15. 冠心病

冠心病之心电图，

缺血、损伤坏死出，

心律失常常出现，

心室之内传导阻。

注:对于冠心病,心电图具有决定性的诊断价值,一般具
有心肌缺血、损伤、坏死、心律失常、室内传导阻滞等
五种表现。

16. 心肌缺血

心肌缺血 T 波更,[1]

或正或负三特征:

底窄、顶尖、双对称,[2]

冠状 T 波 T 倒行。[3]

注:[1]心肌缺血主要表现为 T 波改变。

[2]底部较窄、顶部尖锐、上升支及下降支对称。

[3]有以上特点且倒置者称冠状 T 波。

17. 心肌损伤

心肌损伤 ST 偏,[1]

外膜抬高内膜陷,[2]

T 波倒置凸向上,

T 直凸面向下边。③

注:①心肌损伤主要表现为 S-T 段偏移。

②外膜损伤时 S-T 段抬高;内膜损伤时 S-T 段压低。

③T 波倒置者 S-T 段凸面向上,T 波直立者 S-T 段凸面向下。

18. 心肌坏死

心肌坏死病 Q 波,

时间大于一小格,①

深度超过 R41,②

出现 QS 细斟酌。③

注:①心肌坏死时,出现病理性 Q 波,时间常>0.04 秒。

②病理性 Q 波深度常超过同一导联 R 波的 1/4。

③若出现 QS 波,须仔细斟酌。穿壁性坏死可出现 QS 波。右胸导联出现 QS 波,除见于前间壁穿壁性心肌梗死外,还可见于显著顺钟向转位、慢性肺源性心脏病、左心室肥厚、左束支传导阻滞和 B 型预激症候群等情况。

19. 急性冠状动脉供血不足

"冠血不足"呈急性,

持续状态心绞痛,①

未见"死 q"易变"梗",②

S-T 可降也可升,③

T 波双向或倒置，

心律失常可伴行（图 3-14）。

注：①急性冠状动脉供血不足临床上可呈心绞痛持续状
态。

②心电图未见坏死性 q 波或 QS 型，易发展为心肌梗
死。

③相应导联的 S-T 段常出现非一致性移位，可下降，
也可上升。

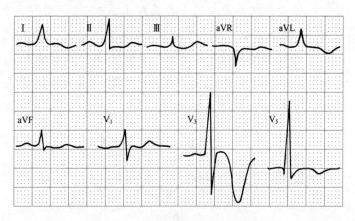

图 3-14　急性冠状动脉供血不足

20. 慢性冠状动脉供血不足

慢性冠脉供不足，

心室肥厚、"传导阻"，①

"室早""房颤"律不齐，②

T 平、T 倒、S-T 低，[③]

S-T 平、斜、弓形降，

T 波倒立或双向（图 3-15 至图 3-17）。[④]

注：①慢性冠状动脉供血不足时，由于心肌长期缺血，可
    引起心室肥厚和各种传导阻滞。

②也可引起心律失常，以室性期前收缩和心房颤动为
    最多见。

③心肌缺血的心电图表现为 T 波平坦、倒置和 S-T
    段压低。

④缺血型 S-T、T 改变有三种情况：S-T 段水平下降，
    T 波趋于双向；S-T 段斜行下降，T 波倒置；S-T 段
    弓形下降，T 波倒置。

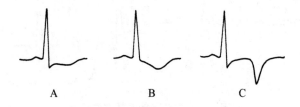

A　　　　　　B　　　　　　C

图 3-15　慢性冠状动脉供血不足时 S-T、T 改变

A. S-T 段呈水平下降，T 波趋于双向

B. S-T 段呈下斜行下降，T 波倒置

C. S-T 段呈弓形下降，T 波呈升、降支对称性
倒置，底端尖削，称为"冠状 T 波"

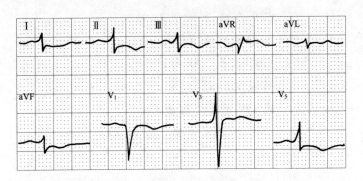

图 3-16　慢性冠状动脉供血不足

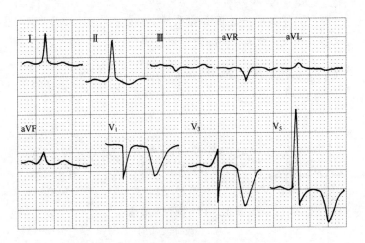

图 3-17　慢性冠状动脉供血不足, 冠状 T 波

21. 典型心绞痛

典型心绞痛发作,

S-T 段下移多。

水平型或下斜型，

左胸导联常见着；

T 波低平或双向，

倒置呈现冠 T 波；[①]

病 Q[②] 倒 U[③] 可出现，

心律失常呈一过（图 3-18）。[④]

注：①指冠状 T 波。

②指一过性异常 Q 波。

③指 U 波倒置。

④可出现一过性心律失常，如期前收缩、心房颤动或
心房扑动、阵发性心动过速等。

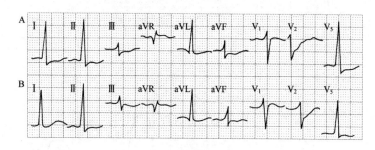

图 3-18　典型心绞痛

A. 心绞痛发作时

B. 心绞痛发作后

22. 变异型心绞痛

心绞痛呈变异型，

ST 段常上升。

单向曲线非心梗，

发作过后可复平。

严重发作 R 波高，

"QS"① 变宽 T 高耸。

亦可见到 U 波倒，

心律失常常伴行（图 3-19）。

注：① 指 QRS 波群。

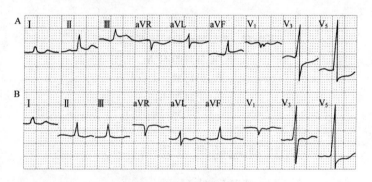

图 3-19　变异型心绞痛

A. 心绞痛发作时

B. 心绞痛发作后

23. 典型的心肌梗死

典型心梗三改变：

坏死 Q 波深又宽；①

S-T 上升弓背上；②

缺血 T 连单曲线（图 3-20）。③

注:①坏死型 Q 波深度＞1/4R,时间＞0.04 秒。

②损伤型 S-T 段上升,弓背向上。

③缺血型 T 波,常与 S-T 段连接形成单向曲线。

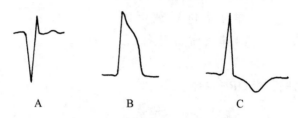

A　　　　　B　　　　　C

图 3-20　典型的心肌梗死心电图表现

　　　　A. 坏死型 Q 波

　　　　B. 损伤型 S-T 段上升

　　　　C. 缺血型 T 波

24. 心肌梗死的定位诊断(一)

"前壁"V_3 到 V_5,

Ⅰ、"L"可有亦可无;[1]

加 $V_{1,2}$"广前壁";[2]

"前侧"Ⅰ、"L"、"5、6、7";[3]

$V_{1,2,3}$"前间壁";[4]

"后壁"V_8 和 V_7(图 3-21)。[5]

注:①前壁心肌梗死图形出现在 V_3、V_4、V_5,Ⅰ 与 aVL 可出现可不出现。

②广泛前壁心肌梗死除具有前壁心肌梗死的特征外，
V₁、V₂也出现梗死图形。

③前侧壁心肌梗死图形出现在Ⅰ、aVL 及 V₅～V₇。

④前间壁心肌梗死图形出现在 V₁～V₃。

⑤后壁心肌梗死图形出现在 V₇ 和 V₈。

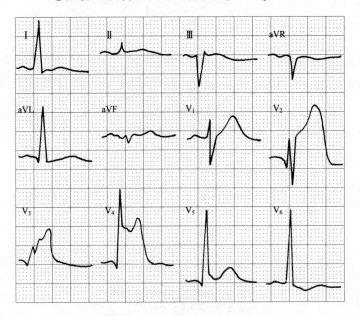

图 3-21　急性前壁心肌梗死

25. 心肌梗死的定位诊断（二）

"下壁""F"加Ⅱ、Ⅲ，

Ⅰ、aVL 相反变；①

"下侧""下"加 V₅～₇；②

"下间""下"加 $V_{1\sim3}$;③

"高侧""下"反 I 、"L",

II、III、"F"变相反(图 3-22,表 3-1)。④

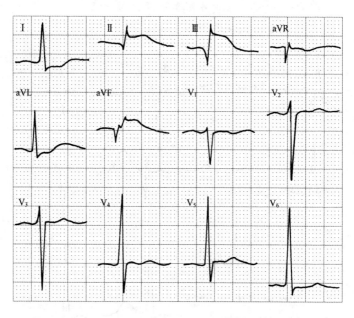

图 3-22 急性下壁心肌梗死

注:①下壁心肌梗死图形出现在 aVF 和 II、III,I 与 aVL
可出现 R 波增高、S-T 段压低与 T 波直立等相反
变化。

②下侧壁心肌梗死除具有下壁心肌梗死的特征外,
$V_5\sim V_7$ 可出现心肌梗死图形。

③下间壁心肌梗死除具有下壁心肌梗死的特征外,

V₁～V₃可出现心肌梗死图形。

④高侧壁心肌梗死与下壁心肌梗死特征相反,即Ⅰ、aVL出现心肌梗死图形,Ⅱ、Ⅲ、aVF呈相反变化。

表 3-1　心肌梗死心电图的定位诊断表

导联	前间壁	前壁	前侧壁	广泛前壁	下壁	下间壁	下侧壁	高侧壁	后壁
V₁	+			+		+			
V₂	+			+					
V₃	+	+		+		+			
V₄		+		+					
V₅		+	+	+			+		
V₆			+	+			+		
V₇			+				+		+
V₈									+
Ⅰ		±	+	±	−	−	−	+	
Ⅱ					+	+	+	−	
Ⅲ					+	+	+		
aVR									
aVL		±	+	±	−	−	−	+	
aVF					+	+	+	−	

注:"+"指有坏死Q波,S-T段抬高及T波倒置的梗死图形

　　"−"指有上述相反改变,如R波增高、S-T段压低、T波低直立

　　"±"指可有上述特征性改变

26. 下壁心肌梗死,时期不明

下壁心梗时不定,
心电诊断常发生。[①]
aVF、Ⅱ、Ⅲ导,
Q波出现T波平。
陈旧心梗最常见,
近期心梗少发生。
结合临床心肌酶,
排除近期心肌梗。[②]

注:①心电图检查中常出现"下壁心肌梗死,时期不明"的诊断。
　　②这种情况,近期心肌梗死可能性不大,但也应结合
　　　临床表现和心肌酶来排除近期心肌梗死。

27. 非特异性T波异常

T波异常非特异,
T波低平或倒立。
并非典型心绞痛,
S-T段高或低。
冠心病与心肌病,
高血压与甲亢"离",[①]
自主神经功能乱,
抑或正常人变异,
情绪激动运动后,[②]

结合临床细分析。

注:①这种情况可见于冠心病与心肌病,也可见于高血压、甲亢和电解质紊乱。
　　②正常人情绪激动及运动后也可出现。

28. 心肌梗死的心电图演变

急期抬高 S-T 段,

单向曲线 Q 波现;[①]

"亚急"T 倒 S-T 复,[②]

慢期 T 直 Q"不变"(表3-2)。[③]

注:①在心肌梗死急性期中,心电图表现为 S-T 段抬高,弓背向上和 T 波混合呈单向曲线。同时出现异常 Q 波。
　　②亚急性期中 S-T 段渐复位,T 波倒置。
　　③慢性期中 T 波恢复直立,遗留 Q 波变化持续存在。

表3-2　心肌梗死各期心电图特征

分期	S-T 段	T 波	Q 波
急性期(新发病期1~2周)	显著升高	早期可直立倒置	坏死型 Q 波
亚急性期(离发病期1~2个月)	回复或基本回复	倒置加深	Q 波存在
慢性期(3个月以上)	基本正常或正常	倒置变浅短或正常	Q 波存在可缩小

29. 陈旧性心肌梗死

急性心梗三月后，[①]
S-T段回降收，
或呈不同程度低，[②]
持续抬高室壁瘤；[③]
倒置T波转正常，
或呈静止倒T留；[④]
残留Q波不再变，
少数减少或没有。

注：①急性心肌梗死3个月至数年以后。
　　②指S-T段压低。
　　③S-T段持续抬高多见于合并室壁瘤。
　　④或呈长期静止的倒置T波。

30. 复发性心肌梗死

心肌梗死复发性，
新旧相加梗死形；[①]
或者陈旧波消失，
急性损伤缺血呈；[②]
也可新旧相抵消，
无新表现正常形；
细辨可有室波低，
轴偏律紊T波更。[③]

注：①复发型心肌梗死的心电图表现之一是在原有心肌
梗死图形上又出现新的急性心肌梗死图形。

②或者原有的坏死波形突然消失,而出现急性心肌梗
死的损伤型 S-T 段改变及缺血型 T 波改变。

③也可新发生的心肌梗死与原有的心肌梗死改变相
互抵消,无新的表现而近似正常。但仔细分析还可
发现一些迹象,如 QRS 波幅减低、心电轴变化、心
律失常及 ST-T 的突然变化。

31. 心内膜下心肌梗死

"膜下心梗"S-T 降,

T 波倒置或双向,

"L""F"、Ⅰ、Ⅱ、"5",[1]

未见"死"Q、QR"样"(图 3-23)。[2]

注：①心内膜下心肌梗死时,aVL、aVF、Ⅰ、Ⅱ、V_5 等导
联可出现 S-T 段明显而持久的下降,T 波倒置或
负正双向。

②未见坏死型 Q 波或 QR 波型。

32. 非穿壁性心肌梗死

非穿壁性心肌梗,

可见 T 波倒置行,

S-T 轻抬 R 低,

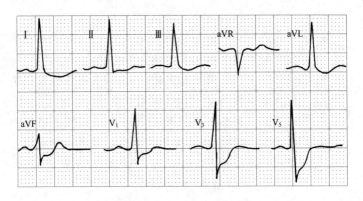

图 3-23　心内膜下心肌梗死

异常 Q 波不显形，
结合临床、心肌酶，
诊断基本可确定。

33. 穿壁性心肌梗死

前间壁梗穿壁性：
$V_1 \sim V_3$ QS 型，[①]
或见细 r[②] 大 S，
提示前壁心肌梗；
$V_1 \sim V_3$ 高 R，
梗死 R[③] 后壁梗；
下壁合并左后阻，
Ⅱ、Ⅲ、"F" QR 型。[④]

注: ①穿壁性前间壁心肌梗死时,$V_1 \sim V_3$ 导联常出现
　　QS 型。

　②此 r 波振幅不一定很小,但时限很短,在 0.01 秒左
　　右,几乎直上直下。

　③当后壁发生穿壁性梗死时,$V_1 \sim V_3$ 导联出现高 R
　　波,称为梗死 R 波。

　④穿壁性下壁梗死时,Ⅱ、Ⅲ、aVF 导联理应出现 QS
　　波,但当合并左后分支阻滞时,上述导联可出现
　　QR 波。

34. 梗死 Q 波的特征

梗死 Q 波宽一格,

深度四一 R 波,①

除外阻滞正常 Q,

或有粗钝切迹挫。

如果 Q 波不深宽,

符合下列情况三:

V_4 q 大 V_6 小,②

右胸导联 $V_{1,3}$,③

左支阻滞伴心梗,

左心"Ⅰ""L"q 波现。④

注: ①Q 波深度达 R 波的 1/4。

　②左心导联 q 波不是 $V_4 < V_5 < V_6$,而是 $V_4 > V_5 >$

　　V_6,提示间壁下部梗死。

③右胸导联,即 V₁、V₂、V₃ 不应有 q 波出现。

④在左束支传导阻滞时,若 Ⅰ、aVL 及 V₄～V₆ 导联中 R 波之前出现 q 波,提示伴有室间隔心肌梗死,或同时有前间壁心内膜下心肌梗死。

35. 无 Q 波性心肌梗死

无 Q 波性心肌梗:
局灶心梗、再发性,[①]
非穿壁性、超急期,[②]
多发邻近相对称,[③]
特殊部位、愈合后,[④]
异常 Q 波不伴行。

注:①局灶性心肌梗死、再发性心肌梗死。
　　②非穿壁性心肌梗死、超急期心肌梗死。
　　③多发性、范围邻近、位置对称的心肌梗死。
　　④特殊部位的心肌梗死、心肌梗死愈合后。

36. 非梗死性 Q 波

异常 Q 波非心梗:
典型、变异心绞痛,
尿毒症及磷中毒,
高钾、休克、破伤风,
脑血管病、胰腺炎,
外科手术、冠造影,
代谢紊乱、肝脓肿,

持续数日一次性。[①]

持久 Q 波易混淆：[②]

三分之一心肌病，[③]

过瘦、过胖及妊娠，

外伤、肿瘤及炎症，[④]

束支阻滞[⑤]室肥大，

肺气肿及肺心病，

心脏转位、电轴偏，

横膈抬高预激征。[⑥]

注：[①]以上情况都是一次性的，仅持续数日。

　　[②]以下情况则为持久性的，容易与心肌梗死混淆。

　　[③]约有 1/3 的心肌病病人出现 Q 波。

　　[④]指心脏的外伤、肿瘤及炎症。

　　[⑤]指左、右束支传导阻滞。

　　[⑥]指预激症候群。

37. 心肌梗死时心电图假阴性的原因

心梗假阴心电图：

病灶太小位特殊，

缺乏对照难肯定，[①]

未能发现未监护，[②]

过分依赖血清酶，

可疑诊断被排除；

图形确定无异常：

位置隐蔽又特殊，

小灶不靠内外膜，

多发对称抵消除，③

过早描记心电图，

阳性表现尚未出，

并发左束支阻滞，

并发"预激"④假阴图。

注：①缺乏既往心电图作对照，不能肯定。

②没有连续监护，未能及时发现。

③多发病灶，对称，相仿，相互抵消。

④指预激症候群。

38. 从室性异位搏动诊断心肌梗死

室性异搏诊心梗，

两个条件必先应，

异搏主波须向上；

面向左心外膜行。①

急梗"T段"凸向上，

T波尖耸支对称，②

心室波群初始Q，

陈旧心梗仅此凭。③

注：①异位搏动的主波是向上的，而且是从面向左心外膜
的导联上描记出来的。

②急性心肌梗死者,S-T 段呈凸面向上,斜行上移,T
　波尖耸,而且两支对称。

③心室波群有初始 Q 波,不论大小都有意义,陈旧性
　心肌梗死仅凭此 Q 波即可判断。

39. 心肌梗死合并室壁瘤形成

急性心梗半年多,
S-T 抬高不覆辙,
T 波低平或倒置,
电轴偏移病 Q 波,[①]
R 降低"M"型,[②]
室瘤[③]形成二病合。

注:①可有电轴偏移和异常 Q 波。

②可呈 R 波降低,左胸导联出现 rsR 型、rSr 型或呈
　矮胖"M"波型。

③指室壁瘤。

40. 心肌纤维化

冠心、心肌纤维化,
心律失常、心脏大,
ST 低、T 平、倒,
Q-T 延长、低电压。

注:心肌纤维化又称心肌硬化,是由长期心肌缺血所导致
　的心肌逐渐纤维化,属冠心病的临床类型之一。心电

图表现除了心律失常和心脏扩大外,还可见到 S-T 段压低、T 波平坦或倒置、Q-T 间期延长、QRS 波群电压低等。

41. 心肌炎

心肌炎见"P-R"宽,[①]

"早搏""过速"与"阻传",[②]

房扑、房颤、S-T 降,

T 平、T 倒、"Q-T"延(图 3-24)。[③]

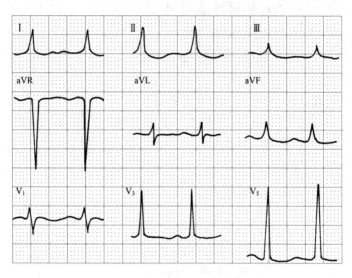

图 3-24　心肌炎

注:①心肌炎的心电图表现,最常见的有 P-R 间期延长。

②其次为期前收缩、阵发性心动过速、束支传导阻滞

和一度至三度房室传导阻滞。

③还可以发生心房扑动、心房颤动、S-T 段下降、T 波低平、倒置及 Q-T 间期延长等。

42. 扩张型心肌病

"充血"、扩张心肌病，

房颤、"阻滞"常合并，[1]

"S-T"变、低电压，

R 低、Q 波病理性（图 3-25）。[2]

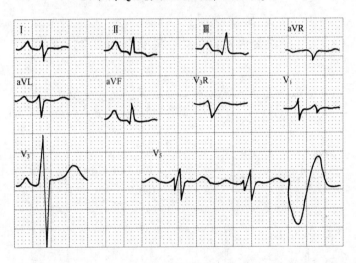

图 3-25 扩张型心肌病

心房肥大，左后分支传导阻滞，一度房室传导阻滞，室性期前收缩

注：①扩张型心肌病亦称充血型心肌病，心电图常见心房

颤动、传导阻滞和各种心律失常。

②其他尚有 S-T、T 异常,低电压,R 波减低及病理性 Q 波(应与心肌梗死相鉴别)。

43. 肥厚型心肌病

"肥厚肌病"非对称,①

左室肥大"T"倒行,②

Ⅱ、Ⅲ、"F"加"L",

V_4、V_5 Q 波"病";③

V_1 R 波增高;④

"室内阻滞"、"早搏动"(图 3-26)。⑤

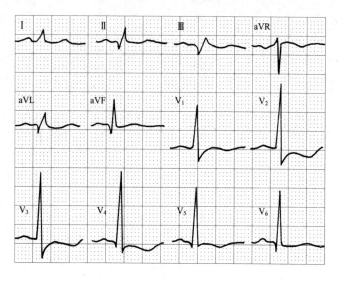

图 3-26 肥厚型心肌病

注:①肥厚型心肌病是以心肌的非对称性肥厚,心室腔变
　　小为特征。

②心电图最常见的表现为左心室肥大,S-T、T 改变,
　常有以 V_3、V_4 为中心的巨大倒置 T 波出现。

③Ⅱ、Ⅲ、aVF、aVL 或 V_4、V_5 上出现病理性 Q 波为
　本病的一个特征。

④有时在 V_1 可见 R 波增高,R/S 比值增大。

⑤常伴发室内传导阻滞或过早搏动。

44. 限制型心肌病

　　　心肌病呈限制型,

　　　充盈受阻是特征,

　　　内膜心肌纤维化,[1]

　　　"窦速""房大"、T 倒、平。[2]

注:①限制型心肌病主要特征是心室的舒张充盈受阻,代
　　表性病理变化是心内膜心肌纤维化。

②心电图呈窦性心动过速,心房肥大,T 波低平或倒
　置。

45. 急性心包炎

　　　急心包炎 S-T 高,

　　　凹面向上 T 直翘,[1]

　　　一日抬高三日降,

　　　降至基线 T 波倒,[2]

常伴"窦速"或房颤,[③]

心包积液"Q…压小"(图 3-27)。[④]

注:①急性心包炎常可见到多个导联(aVR 除外)呈现凹
面向上的 S-T 段抬高,伴 T 波直立高耸。

②S-T 段抬高一般出现在 24 小时内,而于 2~3 天内
恢复至基线(少数病人可持续至 2 周),T 波逐渐倒
置。

③常伴窦性心动过速,有时伴有心房颤动。

④伴有心包积液时,QRS 波群电压可显著降低。

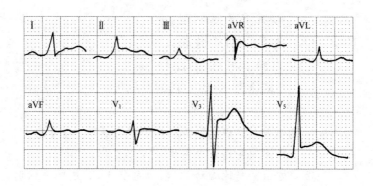

图 3-27 急性心包炎

46. 慢性心包炎

慢心包炎"Q…压"低,

T 波低、平或倒立,[①]

两者共存定"缩窄",

仅 T 平、倒可怀疑;[2]

P 波高、宽及双峰,[3]

可伴"房颤"失常律(图 3-28)。[4]

注:①慢性心包炎时,可见到 QRS 波群低电压,T 波普遍
降低、平坦或倒置。

②两者同时存在是诊断缩窄性心包炎的强力佐证,仅
有 T 波变化而无低电压则对临床诊断有帮助,仅有
低电压而无 T 波变化则无帮助。

③P 波多增高、增宽及双峰。

④常伴有心房颤动等心律失常。

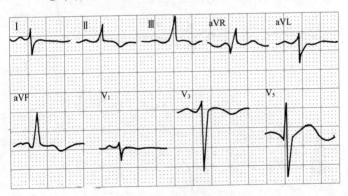

图 3-28　慢性心包炎

47. 急性肺源性心脏病

"急性肺心"轴右偏,[1]

顺钟转位"右阻传"，[②]

Ⅲ导出Q、T倒置，

ST低、P高尖，[③]

"1,3"T倒"5"S深，[④]

心律失常"房"多见（图3-29）。[⑤]

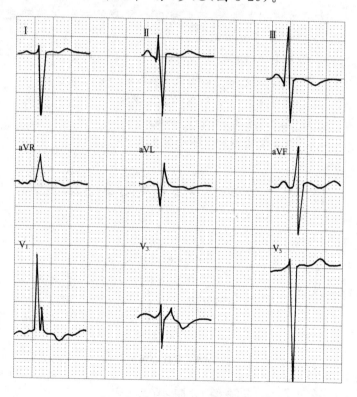

图 3-29　风湿性心瓣膜病

二尖瓣狭窄及关闭不全合并急性肺源性心脏病

注:①急性肺源性心脏病是由于大块而广泛的肺动脉栓塞,使肺循环突然大部分受阻,从而引起右心室扩张和急性右心衰竭。其心电图特点为心电轴右偏。

②明显的顺钟向转位和右束支传导阻滞。

③Ⅰ、Ⅱ、aVL、aVF 及多数胸导联 S-T 段压低,P 波高而尖,呈肺型 P 波。

④$V_1 \sim V_3$ 导联 T 波倒置,V_5 导联 S 波加深,R/S 比值降低。

⑤可出现各种心律失常,以心动过速、心房颤动、心房扑动等多见。

48. 慢性肺源性心脏病

　　"肺心""肺P"右室"肥",

　　电轴右偏"顺钟位",

　　Rv_1、Sv_5,

　　大等"105"毫伏;[①]

　　"1""2"QS 似"陈梗",[②]

　　低电压伴"右支阻"(图 3-30)。[③]

注:①慢性肺源性心脏病有肺性 P 波和右心肥大的一系列表现,如电轴右偏,额面平均电轴≥＋90°;重度顺钟向转位;$R_{V_1} + S_{V_5} \geq 1.05\text{mV}$ 等。

②V_1、V_2 甚至 V_3,可出现酷似陈旧性心肌梗死图形的 QS 波,应进行鉴别。

③可见低电压及右束支传导阻滞。

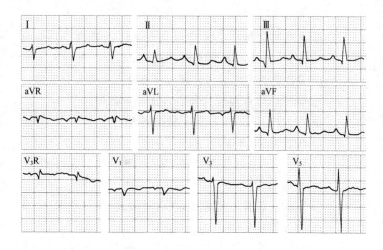

图 3-30　慢性肺源性心脏病

49. 二尖瓣狭窄

"二狭"二尖瓣型 P，

Ⅰ、"L""4""5""双"、切迹，

V_1 双向"负"深、宽，[①]

右室肥厚"右支传…";[②]

晚期狭窄右房厚，

类似"肺 P"、心肌炎（图 3-31）。[③]

注:①二尖瓣狭窄时，心电图出现二尖瓣型 P 波，特点
　　为：Ⅰ、aVL、V_4、V_5 导联 P 波增宽，明显切迹呈双
　　峰，V_1P 波正负双向，P 波的负向深宽。

②出现右心室肥厚或右束支传导阻滞图形。

③晚期二尖瓣狭窄可引起右心房肥厚,出现类似肺型
P波图形。有心肌炎心电图征象。

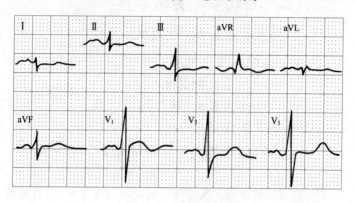

图 3-31　二尖瓣狭窄

50. 二尖瓣关闭不全

早期"二漏"轴左偏,①

左室肥大、"劳损"变,②

或有二尖瓣型 P,③

"早搏"、房扑与房颤。④

注:①二尖瓣关闭不全的早期心电图改变为心电轴轻度
左偏。

②继而出现左心室肥大和心肌劳损的心电图变化。

③部分病例可出现二尖瓣型 P 波,多见于 I、II、
aVL、V₅ 和 V₆ 导联,但不如二尖瓣狭窄时显著。

④可出现房性或室性期前收缩、心房扑动、心房颤动
等。

51. 二尖瓣狭窄并关闭不全

"二尖瓣狭"并"二漏"，
电轴正常或偏右，①
房大、二尖瓣型 P，
右、左室大或"双厚"，②
ST 低 T 平、倒，
房颤、早搏、"阻滞右"(图 3-29)。③

注:①二尖瓣狭窄并关闭不全时心电轴可正常、左偏或右
偏，以右偏多见。

②以狭窄为主时，显示右心室肥大；以关闭不全为主
时，显示左心室肥大；也可显示双室肥大。

③可出现心律失常，以心房颤动最为常见，也可出现
期前收缩或右束支传导阻滞。

52. 房间隔缺损

"房缺"心电轴右偏，①
"右支阻滞"不完全，②
"P 高"、切迹、右室大，③
"房阻""上速"或房颤(图 3-32)。④

注:①房间隔缺损是最常见的先天性心脏病之一，其心电
图改变为:心电轴右偏，多在＋90°～＋170°。

②完全性、不完全性右束支传导阻滞,以不完全性多见。

③P波增高或出现切迹,提示右心房肥大,同时伴有右心室肥大。

④可出现一度房室传导阻滞、室上性心动过速、心房颤动等心律失常。

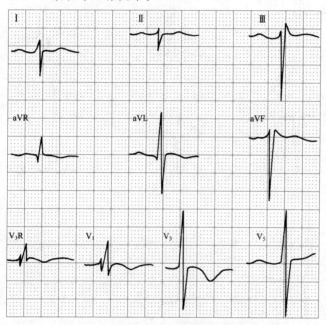

图3-32 房间隔缺损
一度房室传导阻滞及不完全性右束支传导阻滞

53. 室间隔缺损

"室缺"小者"图"正常,[①]

左、右室大或成"双",②

左房肥大 P 高、宽,

"右支阻滞"不完全(图 3-33)。③

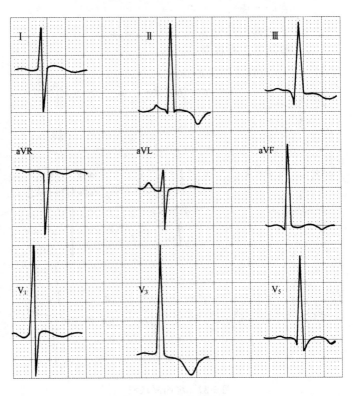

图 3-33　室间隔缺损

右心室肥大、左心室肥大、心肌劳损

注：①室间隔缺损是最常见的先天性心脏病之一,缺损小

者,分流量小,心电图可正常。

②缺损大者可表现左心室肥大:V₅、V₆ 中 R 波增高,
并出现深 Q 波和 S-T、T 的改变;右心室肥大:V₁、
V₂ 呈 R、Rs 或 rSR′型,R 或 R′波电压增高;也可
出现双侧心室肥大。

③可出现左心房肥大,P 波增高加宽,或不完全性右
束支传导阻滞。

54. 动脉导管未闭

> "导管未闭"左室大,
> S-T 上移"负荷"加,[①]
> P 宽提示左房"肥";[②]
> 晚期多伴"肺"高压,
> 累及右室双室"大",
> S-T 下移 T"倒挂"(图 3-5)。[③]

注:①动脉导管未闭是常见的先天性心血管病之一,其心
　　电图特点为病情较重而无明显肺动脉高压者,可表
　　现左心室肥大、心电轴左偏,并伴有 S-T 段上移,提
　　示左心室舒张期负荷加重。

②P 波增宽,出现切迹,提示左心房肥大。

③晚期多伴有肺动脉高压,可出现右心室肥大,显示
　双侧心室肥大特征,并伴有 S-T 下移、T 波倒置
　等。

55. 单纯肺动脉口狭窄

肺脉口狭四种图:

正常、不全右支阻，

右室肥或伴 T 倒，

部分病人 P 波高（图 3-34）。

注：单纯肺动脉口狭窄属无分流的先天性心脏血管病类型之一。随狭窄的轻重、右心室内压力的高低而有轻重不同的四种类型心电图改变：正常、不完全性右束支传导阻滞、右心室肥大、右心室肥大伴心前区广泛性T 波倒置。部分病人有 P 波增高，显示右心房肥大。

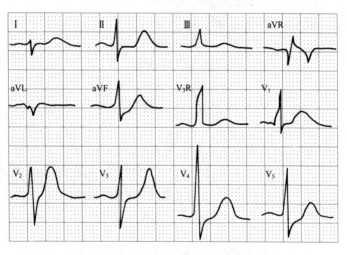

图 3-34　单纯肺动脉口狭窄（瓣膜型）

56. 法洛四联症

法洛四联肺脉狭，

室缺、主动脉骑跨，

右室肥厚及劳损，[1]

电轴右偏、右房大，[2]

部分病例右支阻，

房室阻滞可伴发（图 3-35）。[3]

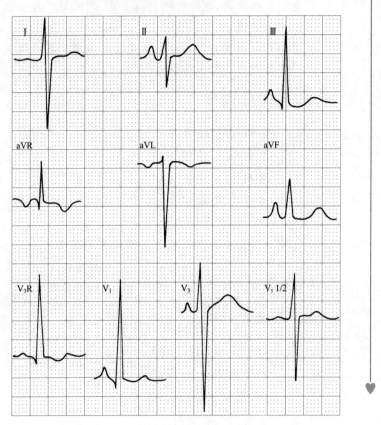

图 3-35　法洛四联症

注：①法洛四联症是包括肺动脉狭窄、室间隔缺损、主动脉骑跨和右心室肥大的复合性先天性畸形。心电图出现右心室肥大及劳损图形。

②心电轴右偏；右心房肥大：Ⅱ、Ⅲ、aVF、V_1、V_2 导联中 P 波高尖。

③部分病例可有不完全性或完全性右束支传导阻滞或房室传导阻滞等。

57. 主动脉缩窄

主脉缩窄轴左偏，①

左室肥大劳损伴，

继而左心房肥大，

可伴左滞或房颤。②

注：①主动脉缩窄是主动脉局限性狭窄或闭塞的先天性血管畸形。其心电图特点为心电轴左偏。

②部分病人可伴有左束支传导阻滞或心房颤动。

58. 真性右位心

心于右胸"镜中像"，①

Ⅰ 导波成倒影状，②

Ⅱ、Ⅲ，"R""L"相互变，

唯有"F"不变样，③

V_{3R} 像 V_3，

胸导左、右互相当（图 3-36、图 3-37）。④

注: ①心脏在胸腔的右侧,其心房、心室和大血管的位置宛如正常心脏的镜中像,称真性右位心。

②Ⅰ导联 P 波和 T 波倒置,QRS 波以向下波为主,类似通常Ⅰ导联图形的倒影。

③Ⅱ与Ⅲ导联图形互换,aVR 与 aVL 导联图形互换,aVF 导联图形与正常相同。

④胸导联中 V_5、V_4、V_3、V_2、V_1 和 V_{3R} 分别相当于通常的 V_{5R}、V_{4R}、V_{3R}、V_1、V_2 和 V_3。

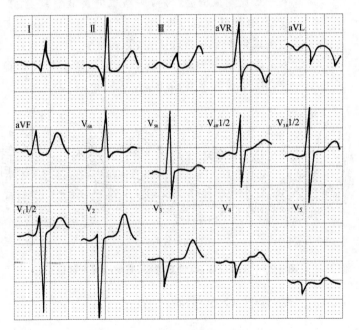

图 3-36　真性右位心

59. 右旋心

"右旋"位移并旋转，[1]

Ⅰ导P直T相反，[2]

右胸R高左R小，

左胸、Ⅱ、ⅢQ波现（图 3-37）。[3]

注：[1]心脏位于右胸，但心尖虽指向右侧而各心腔间的关系未形成镜像倒转，为心脏移位并旋转所致，称右旋心，也称假性右位心。

[2]心电图示Ⅰ导联P波直立，T波倒置。

[3]右胸导联R波较高，左胸导联R波较小其前有Q波，Ⅱ、Ⅲ导联示有Q波。

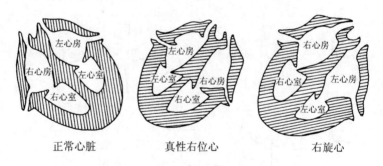

正常心脏　　　　真性右位心　　　　右旋心

图 3-37　正常心脏、真性右位心、右旋心解剖部位

60. 梅毒性心血管病

"梅心"主脉关不全，

"室肥""劳损"、轴左偏，[1]

　　若伴"冠脉口狭窄",

　　缺血 S-T、T 变,[②]

　　"瘤破""瘤压"房室大,[③]

　　"胶肿"应与"心梗"鉴。[④]

注:①梅毒性心血管病(简称梅心病)是由梅毒螺旋体侵
入人体后引起的心血管病变。主要表现为主动脉
炎及其并发症;主动脉瓣关闭不全、冠状动脉口狭
窄及主动脉瘤;少数侵犯心肌产生树胶样肿。主动
脉瓣关闭不全时,出现左心室肥厚、劳损及电轴左
偏。

②如合并冠状动脉口狭窄,则表现心肌缺血的 ST-T
改变。

③如动脉瘤破裂入心腔或压迫肺总动脉引起继发的
房、室扩大时,有关房、室呈高电压或肥厚性改变。

④较大的前壁树胶样肿可显示酷似前壁心肌梗死图
形,须仔细鉴别。

61. 二尖瓣脱垂

　　"瓣膜"脱垂入左房,

　　部分病人"图"异常,[①]

　　Ⅱ、Ⅲ、"F"$V_{4\sim6}$,

　　T 波低、倒或双向,[②]

　　S-T 低 Q-T 延,[③]

　　各种类型律失常。[④]

注：①二尖瓣脱垂指由于二尖瓣装置异常，造成瓣膜在心
　　室收缩期异常地脱入左心房。大多数患者的静息
　　心电图正常，约 1/3 患者有心电图非特异性改变。
　　②Ⅱ、Ⅲ、aVF、V₄～V₆ 导联上 T 波低平，倒置或双
　　向。
　　③或伴有 S-T 段压低，可有 Q-T 间期延长。
　　④可出现室性期前收缩、心动过速、心房扑动或心房
　　颤动等各种类型的心律失常。

62. 心脏神经官能症

　　　心脏神经官能症，
　　　少数病人图异常，
　　　Ⅱ、Ⅲ、"F"类"肌损"，
　　　T 波低、倒或双向。

注：心脏神经官能症是由于高级神经功能失调，引起心脏
　　血管临床表现的一种功能性疾病。大多数病人心电
　　图正常。少数病人于肢导联Ⅱ、Ⅲ、aVF 呈现类似心
　　肌损伤的心电图改变，如 T 波低平、倒置或双向，其
　　中 T 波双向约占 4/5。

63. 甲状腺功能亢进症

　　　甲亢影响心功能，[1]
　　　窦性过速一特征，[2]
　　　早搏、房颤、房扑动，

房室阻滞可发生，[3]
重者多伴心脏大，
心力衰竭充血性。[4]

注:①甲状腺功能亢进症除具有甲状腺肿大、基础代谢增
加和自主神经系统失常等特征外，还可影响心血管
系统功能。

②窦性心动过速，一般心率每分钟 100～120 次，静息
或睡眠时心率仍快，为本病的特征之一。

③心律失常，以期前收缩为最常见，阵发性或持久性
心房颤动和心房扑动及房室传导阻滞也可发生。

④心脏肥大、扩大和充血性心力衰竭，多见于男性重
症患者。

64. 急性脑血管意外

脑血管病心电图:[1]
酷似心梗 Q 波出，
S-T 段低或高，
T 波高尖或倒竖，[2]
心律失常可出现，
"Q-T"延长 U 波殊。[3]

注:①急性脑血管意外可有以下心电图表现。

②指 T 波倒置。

③指大 U 波。

65. 自发性气胸

气胸电轴多右偏，
Ⅰ、Ⅱ、Ⅲ导S现，[1]
少数Ⅱ、ⅢT波倒，
或伴下降S-T段，[2]
心前导联电压低，
坐位侧卧电压变，[3]
个别胸导无R波，
酷似心梗前壁间，[4]
胸导QRS、T，
可随呼吸周期变。[5]

注：[1]部分于Ⅰ、Ⅱ、Ⅲ导联均出现S波。

[2]少数可有Ⅱ、Ⅲ导联T波倒置及S-T段下移。

[3]心前导联的电压降低，但坐位或侧卧位时可因心脏
与胸壁靠近而电压又升高。

[4]个别病例所有胸导可无R波或呈rS型，酷似急性
前间壁心肌梗死图像。

[5]胸导的QRS、T波幅，可随呼吸周期上下波动。

66. 低钾血症

"低钾"低于"35""毫"，
T波平、倒U波高，
有时T、U相融合，[1]

S-T 降、Q-T"超";[2]

低于"15"律紊乱,

P-R 延长 T 波倒(图 3-38)。[3]

注:①当血清钾低于 3.5mmol/L 时,可出现 T 波低平或
倒置,U 波增大变高,有时可见 T 波与 U 波融合难
以分辨。

②S-T 段下降,但无特异性形态改变;Q-T 间期延长,
由于主要体现 U 波变化,实为 Q-U 间期延长。

③血清钾低于 1.5mmol/L 时,P-R 间期延长,T 波倒
置,可出现各种心律失常,如期前收缩、阵发性心动
过速、房室传导阻滞、心房颤动或心室颤动等。

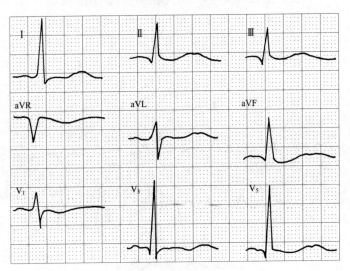

图 3-38 低钾血症

67. 高钾血症

高血钾见 T 高尖,
"帐篷状"T、"Q…"低宽,
S 增深 S-T 降,
P 小或无、P-R"延",
"窦缓""窦停""窦不齐",
"室律不齐""阻滞传"(图 3-39)。

注: 当血钾升至 5.5～6.5mmol/L 时,首先出现 T 波高
尖,其升支与降支对称,基底变窄,即所谓"帐篷状"T
波。如血钾浓度继续升高,则出现 QRS 波群降低,间
期变宽,S 波增深及 S-T 段下降,同时 P 波减小,甚至
消失,P-R 间期延长。血钾浓度高于 7.5mmol/L 时,
除以上变化继续加剧外,可出现各种心律失常,如窦
性心动过缓、窦性停搏、窦性心律不齐、室性心律不齐
和房室传导阻滞等。

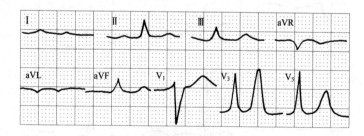

图 3-39　高钾血症

68. 低血钙

低钙 T 直不增宽,[①]
S-T 段平直延,[②]
Q-T 间期相应长,
过早搏动偶出现(图 3-40)。

注:①钙对心肌有类似洋地黄作用,能增强心肌收缩力,
加速心肌的复极过程。血钙过低时动作电位 2 位
相延长,心电图特点为 T 波直立,无增宽现象。
②S-T 段平直延长。

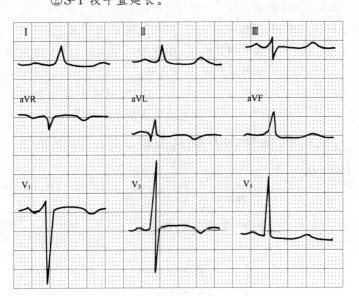

图 3-40　低血钙

69. 高血钙

高钙 T 低或倒置，[①]
S-T 缩短或消失，
Q-T 缩短 U 波高，[②]
心律失常偶可至，[③]
重时"Q…"时、P-R 延，
或有"房室传阻滞"。[④]

注：①血钙过高加速心肌复极，心电图改变为 T 波低平
　　或倒置。
　　②Q-T 间期缩短，少数病人伴有 U 波增高。
　　③偶可出现期前收缩、阵发性心动过速、窦房传导阻
　　滞或窦性静止等心律失常。
　　④在严重高血钙时，QRS 波群时间及 P-R 间期可延
　　长，有时可出现二度或完全性房室传导阻滞。

70. 低血钾合并低钙血症、高血钾合并低钙血症

"低钙"T 直、Q-T 延，[①]
合并"低钾"两者兼，
S-T 下降 T 低平，
U 波变化不明显；[②]
若并"高钾"T 高耸，
S-T 延长且平坦。[③]

注:①低钙血症表现 T 波直立,Q-T 间期延长。

②低血钾合并低钙血症,心电图上兼有两者之特点,即 S-T 段下降,T 波低平,Q-T 间期延长,U 波变化不明显。

③高血钾合并低钙血症,心电图上也可出现两者之特点,T 波高耸及 S-T 段平坦延长。

71. 低血钠合并低钾血症、高钠血症

低钠合并低钾症,

低钾图形更严重;①

高钠 Q-T 期延长,

T 波倒置方向更。

注:①钠盐浓度升高可使心肌动作电位 0 相上升速度增高。低血钠本身的心电图影响不大,但如合并低钾血症时,则使低钾血症的心电图改变更为明显。

72. 低血镁与高血镁

"低镁"引起律失常,

并可诱发"洋地黄…",①

"高镁""高钾"图相似,

P-R 延长"Q…"时长。②

注:①低血镁可以引起心律失常,并可诱发洋地黄中毒。

②高血镁的心电图异常与高血钾相似,早期常为 P-R

间期延长,以后便是 QRS 波时延长。

73. 洋地黄作用

洋地黄作用"鱼钩样":

S-T 段垂型降,

T 波低平、双向、倒,[①]

Q-T 缩短 U 波"长(读 zhǎng)"(图 3-41)。[②]

注:①洋地黄作用的心电图改变仅表示患者用过洋地黄
类药物,并不表示中毒。主要表现为 S-T 段呈下
垂型下移,T 波低平,负正双向或倒置,称为鱼钩样
改变。

②Q-T 间期缩短,U 波振幅增高。

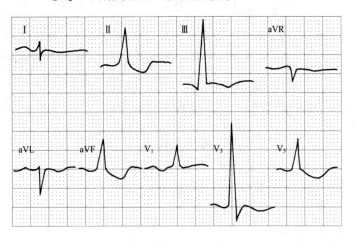

图 3-41 洋地黄作用

74. 洋地黄中毒

洋地黄中毒"律紊乱"，
"室早""多源""二、三联"，[①]
"阵速""房室传阻滞"，[②]
重时发生房、室颤（图 3-42）。[③]

注：①洋地黄中毒可出现各种心律失常,常见为室性期前
　　收缩,可呈多源性或二联律、三联律。

②可出现阵发性心动过速及不同程度的房室传导阻
　滞。

③严重时发生心房颤动、心室颤动及心脏停搏。

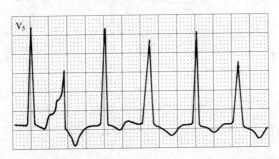

图 3-42　洋地黄中毒(呈多发性多源性室性期前收缩)

75. 奎尼丁作用及中毒

奎尼丁作用 T 平、倒，
S-T 压低 Q-T"超"；[①]
中毒 P 波、"Q…波"宽，[②]

各种"房室阻滞传",③

交界心律"室异位",

"室速""室停"与"室颤"(图 3-43)。④

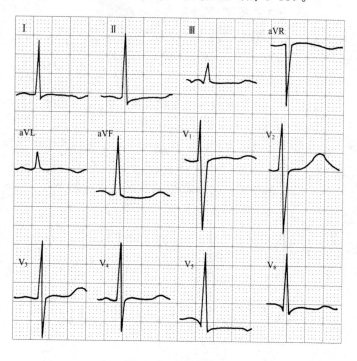

图 3-43 奎尼丁作用

注:①奎尼丁作用的心电图表现有 T 波平坦或倒置,S-T
压低和 QT 间期延长。

②奎尼丁大剂量或中毒剂量可引起 P 波及 QRS 波
群增宽。

③各种不同程度的房室传导阻滞。

④交界性心律及室性异位心律,后者包括室性心动过速、心室停搏或心室颤动。

76.普鲁卡因胺作用及中毒

"酰胺"作用 P 增宽,[①]

T 波倒置或平坦,

P-R、Q-T 皆延长;

中毒"房室阻滞传",[②]

"Q…"时延长振幅低,[③]

"室停""室速"或"室颤"。[④]

注:①普鲁卡因胺("酰胺")作用可引起 P 波增宽。

②普鲁卡因胺("酰胺")中毒可引起各种程度的房室传导阻滞。

③QRS 波群时间延长,振幅降低。

④可出现心室停搏、室性心动过速、心室颤动等室性心律失常。

77.苯妥英钠作用及中毒

苯妥英钠减慢"房",

抑制"窦结"大剂量,

T 波由直变低平;[①]

中毒"房滞"与"窦停"。[②]

注:①苯妥英钠能减慢心房传导,大剂量时可有抑制窦房

结作用,其心电图改变为 T 波由直立变为低平。
②中毒时可引起房室传导阻滞及窦性停搏。

78. 胺碘酮作用及中毒

胺碘酮使 Q-T 长,
T 低、平、倒 U 波长(读 zhǎng),
"窦缓""窦房""室阻滞",
"室速""室颤"须提防(图 3-44)。

注:胺碘酮系抗心律失常药,可延长房室结的传导时间,
并抑制旁路传导。心电图改变为 Q-T 间期延长;T
波低平或倒置;U 波增高;窦性心动过缓,窦房、房室
及室内传导阻滞,室性心动过速,以及心室颤动等。

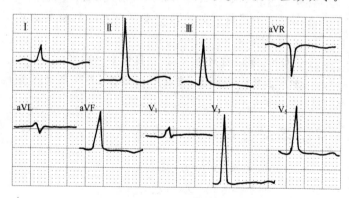

图 3-44　胺碘酮作用

79. 心得安作用及中毒

"β阻滞"心得安,①

"窦性过缓""阻滞传",

中毒剂量"心停搏",②

Q-T 缩短 P 波宽(图 3-45)。③

注:①心得安,即普萘洛尔,为肾上腺素能 β 受体阻滞药。

②其心电图改变为窦性心动过缓,一度房室传导阻滞,大剂量可引起高度房室传导阻滞,中毒剂量或与维拉帕米(异搏定)合用,可引起心脏停搏。

③Q-T 间期缩短(偶可延长),P 波增宽。

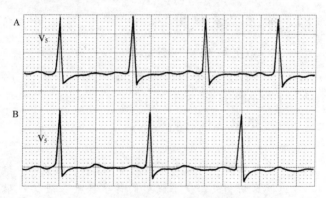

图 3-45　心得安作用

A. 用心得安(普萘洛尔)前

B. 用心得安(普萘洛尔)后

80. 亚硝酸盐类药物作用

吸入、口含"硝酸盐",①

心率加快、Q-T"延",

S-T 压低、T 波降,②

"冠血不足"S-T"反"。③

注：①亚硝酸盐类药物主要指亚硝酸异戊酯和硝酸甘油，通过吸入或口含用药。

②心电图改变有心动过速、Q-T间期延长、S-T段压低和T波振幅降低（但不改变方向）等。

③对冠状动脉供血不足的缺氧和缺血性病例，应用本药可使S-T段降低现象减轻或消失，与上述直接作用恰恰相反。

81. 肾上腺素作用

肾上腺素皮下注，
偶发"室早""心动速"，
静脉速注S-T升，
很似急性心肌梗。

注：肾上腺素引起的心电图改变与剂量、给药途径及给药速度密切相关。皮下注射的肾上腺素一般仅产生心动过速及偶尔出现的室性期前收缩，但迅速静脉注入0.25mg肾上腺素可使S-T段升高，很像急性心肌梗死。

82. 去甲肾上腺素及异丙肾上腺素作用

"去甲""异丙"治疗量，
P波升高P-R降，
P-R、Q-T略缩短，

不同形态 T 变样。

注: 治疗量的去甲肾上腺素及异丙肾上腺素,可使 P 波
升高、P-R 段降低、P-R 及 Q-T 间期轻度缩短以及不
同形态的 T 波改变(T 波往往在用药开始时降低而
后升高并超过用药前水平)。

第四章　心律失常

1. 心律失常的初步判断

心律失常初判断
心房活动查不见，
房室节律关系紊，
心搏提早、延迟现。
表现单发或多发，
也可分布杂又乱；
高一百二低四十，
P 或"Q 群"形态变。

注：当有以下情况出现时，即可初步判断其有心律失常存在：①查不出心房活动的迹象；②心房或心室的节律紊乱，心搏可提早或延迟出现，可单发或多发，也可杂乱无章地分布；③心率＞120 次/分或＜40 次/分；④P 波或 QRS 波群形态多样。

2. 心律失常的诊断程序

心律失常之诊断，

先辨 P 波之起源,

窦 P 直立"交""室"逆,

房 P 依据起搏点。①

P 波变形"差异""融",

"早、逸、游走、房内传…"。②

心律失常"窦不齐",

"早、逸、游、停、窦房传…"。③

P 波可被 F(或 f)代,

心房扑动心房颤。④

QRS 若正常,

可以肯定室上传。⑤

QRS 宽畸波,

室性异位搏动断,

室上合并"室内差",

"预激、室融、室内传"。⑥

房室之间有无关,

可看 P-R、R-P 间,

毫无关联"房室脱",

规律变化"二度传"。⑦

注:①窦性 P 波是直立的,交界性和室性 P 波是逆行的,
房性 P 波则依据起搏点所在的部位不同而不同。

②P 波形态逐渐演变,是窦房结内游走性节律;P 波
形态突然出现异常,是房性异位搏动;P 波形态不
同,可能有房内差异性传导、房性融合波、期前收

缩、逸搏、房内传导阻滞等。

③P波节律不齐可能为窦性心律失常、期前收缩、逸搏、游走节律、窦性停搏、窦房阻滞等。

④P波被大F波所代替,为心房扑动;P波被小f波所代替,为心房颤动。

⑤QRS波形正常时,几乎可以肯定是室上性下传者。

⑥QRS波宽大畸形,最常见的是室性异位搏动,另外还有室上性搏动合并室内差异性传导、室性融合波、室内传导阻滞、预激综合征等。

⑦根据P-R间期和R-P间期,可判断出心房与心室激动之间有无相互传导关系,若两者毫无关联,可能是房室脱节;若两者在不固定之中又有一定的规律性,则可能是二度房室传导阻滞。

3. 心律失常的诊断内容

心律失常之诊断,
基本心律、率快慢;
窦性节律异位律?
搞清异位律起源。①
心律失常之类型,
激动起源激动传。②
心律失常复杂否?
需要处理不容缓。③
间歇发生或持续,
搞清机制影响面④
传导异常哪阻滞?

病理、生理干扰辨。⑤

P 波"Q 群"间关系，

部位、节律及快慢。⑥

***

注:①搞清基本心律的节律、频率,是窦性节律还是异位
　　节律? 异位节律起源于何处?

　②搞清心律失常的类型,是激动起源异常,还是激动
　　传导异常?

　③心律失常是否复杂? 是否需要紧急处理?

　④心律失常的发生是间歇,还是持续? 机制如何? 对
　　窦性心律有无影响?

　⑤如有传导异常,要搞清是生理性干扰还是病理性阻
　　滞,阻滞发生在何处?

　⑥P 波与 QRS 波群的传导关系如何,各自发生的部
　　位、节律及频率,有无房室脱节等。

4. 正常窦性心律

正常"窦律"P 规范,①

频率 60 到百间,②

R-R 相差小"12",③

P-R 不短也不宽(图 4-1)。④

***

注:①正常窦性心律的 P 波规律发生,振幅、时间和方向
　　都在正常范围之内。

　②心动频率为每分钟 60~100 次(成人)。

　③同一导联内,各 P-R 或 R-R 间隔相差不超过 0.12

秒。

④P-R 间期为 0.12~0.20 秒。

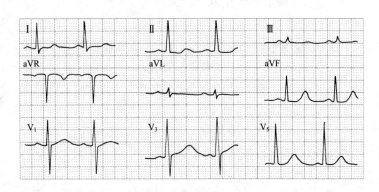

图 4-1　正常窦性心律

5. 窦性心动过速

"窦速"心率一百多,^①

规律发生窦 P 波,

P-R 间期大"12",^②

S-T 斜降 T"低落"(图 4-2)。^③

注:①窦性心动过速心率＞100 次/分(6 岁以上儿童及成人)。

②P-R 间期＞0.12 秒。

③可出现 S-T 段上斜行下降及 T 波低平。

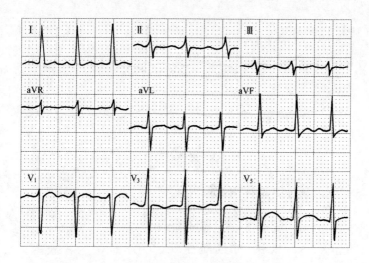

图 4-2 窦性心动过速

6. 窦性心动过缓

"窦缓""心率"小 60,[①]

窦性心律 P 规整，

P-R 间期大 "12"，[②]

"不齐"、逸搏可发生（图 4-3）。[③]

注：①窦性心动过缓心率<60 次/分（成人）。

②P-R 间期>0.12 秒。

③多并发窦性心律不齐,心动过缓显著时可产生逸搏。

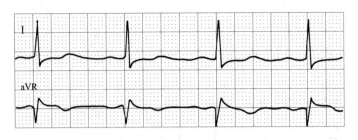

图 4-3　窦性心动过缓

7. 窦性心律不齐

窦性心律"窦不齐"，①
吸快、呼慢随呼吸，②
R-R 相差超"12"，③
可与呼吸无关系（图 4-4）。

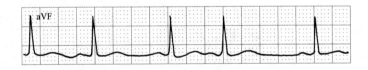

图 4-4　窦性心律不齐

注：①窦性心律不齐属窦性心律，P 波规律发生。

②可与呼吸有关，吸气时加快，呼气时减慢，也可与呼
吸无关。

③P-P 或 R-R 间隔相差＞0.12 秒。

8. 病态窦房结综合征

"病窦"多因"冠""肌炎"，①

"窦停""窦阻"与"窦缓"，②

"室上快律"终"窦竭"，

表现"窦停""窦阻传"，③

过缓、过速两交替，

房颤伴随室率慢（图4-5）。④

注：①病态窦房结综合征是窦房结发生器质性病变的表现，多由冠心病或心肌炎引起。

②心电图上出现窦性心动过缓、窦性停搏或窦房传导阻滞。

③在室上性快速性心律失常自发终止或电转复后，可出现窦性节律衰竭，表现为窦性停搏及窦房传导阻滞。

④慢性心房颤动伴持续、缓慢的心室反应，室率约为50次/分。

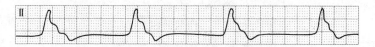

图 4-5　病态窦房结综合征

Ⅱ导示室性自搏性心律、窦性停搏或完全性窦房传导阻滞

9. 窦房结内游走性节律

窦房结内游走律，

P 波略变不倒移,^①

P-P、P-R 有差异,^②

正常范围P-R 期(图 4-6)。^③

注:①窦性激动的起搏点,不断地从窦房结的某一部位转移至另一部位,形成的心律称窦房结内游走性节律。其心电图特点为各个 P 波形态略有改变,但始终保持窦性 P 波的特点,不倒置。

②P-P 间期不一致,P-R 间期也有差异。

③P-R 间期保持在正常范围内,>0.12 秒。

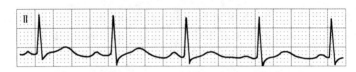

图 4-6　窦房结内游走性节律

10. 窦房结与房室交界区游走性节律

"窦交"之间游走律,

P 波、P-R 随心率,^①

"交"慢 P 倒、P-R 短,^②

"窦"快 P 直、P-R 延,^③

P 波常于"Q…群"前,

房融合波偶出现(图 4-7)。^④

注:①起搏点往返于窦房结与房室交界之间形成的心律称窦房结与房室交界间游走性节律。心电图特点

为同一导联上 P 波大小、形态和方向及 P-R 间期
可随心率的改变而改变。

②当起搏点从窦房结转移到房室交界时,随着心率减
慢,P 波变为倒置,P-R 间期逐渐缩短到 0.12 秒以内。

③反之,当起搏点从房室交界转移到窦房结时,心率
渐加快,P 波变为直立,P-R 间期延长到 0.12~
0.20 秒。

④偶尔窦性起搏点和交界性起搏点可同时发出冲动
并同时激动心房,形成房性融合波。

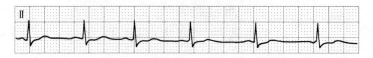

图 4-7　窦房结与房室交界区游走性节律

11. 房室交界区内游走性节律

"交界区"内游走律,
P 波逆行随动移,
可于"Q…群"前、中、后,[①]
位于"Q…"中 P 隐蔽,[②]
在前 P-R 小"12",[③]
后小"20"R-P。[④]

注:①房室交界区内游走性节律是指起搏点游走于房室
　　交界区的上部、中部和下部形成的心律,P 波呈逆
　　行,它与 QRS 波的关系不固定,可交替地位于 QRS
　　波之前、中、后。

②当逆行 P 波位于 QRS 波群之中时,P 波看不到。

③当逆行 P 波位于 QRS 波群之前时,P-R 间期不超过 0.12 秒。

④当逆行 P 波位于 QRS 波群之后时,R-P 间期不超过 0.20 秒。

12. 窦性停搏(又称窦性暂停或窦性静止)

窦性停搏 P-P 长,

其间无 P、"Q…"波样,[①]

P-P 间距不成倍,[②]

"交界逸搏"可跟上(图 4-8)。[③]

注:①窦性停搏的特点是 P-P 间距较平常显著为长,其间无 P-QRS-T 波。

②停搏较长的 P-P 间距,不为平常 P-P 间距的简单倍数。

③停搏较长时,往往有房室交界性逸搏出现。

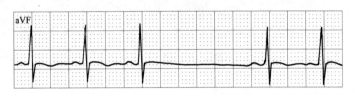

图 4-8　窦性停搏

13. 心室停搏

"异速"之后室停搏,[①]

一段时间无"Q…波"，②

"窦 P""异 P"可有无，③

时间长者须"起搏"（图 4-9）。④

注：①心室停搏常发生于异位心动过速突然终止之后。

②心电图表现一段较长时间内无 QRS-T 波。

③可有或无窦性 P 波及异位 P 波。

④对于心室停搏时间较长者必须用人工心脏起搏器
进行抢救。

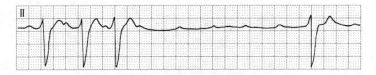

图 4-9　连续性隐匿性传导、心室停搏、交界性逸搏

14. 房性逸搏

"长周期"后出"房 P"，

"房上"直立、"房下"逆，①

P-R 间期多正常，

室上"Q…群"总相继（图 4-10）。②

注：①房性逸搏是指窦性停搏或窦房传导阻滞时，房性异
位起搏点因摆脱了窦房结激动的频率抑制，而产生
1～2 次有效激动。其心电图特点为在较窦性周期
为长的间隙之后，出现房性 P 波，其形态因异位起
搏点位置而异，如起源于心房上部，P 波直立，也可

与窦性 P 波相似,如起源于心房下部,则为逆行 P 波。

②每个房性 P 波之后,大多继以室上性 QRS 波群。

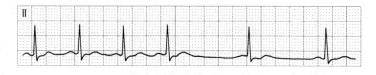

图 4-10　窦性停搏、房性逸搏

15. 房性逸搏心律

> 三次以上"房逸搏",
> "逸搏心律"慢规则,[①]
> "窦 P"消失"房 P"缓,[②]
> 逆 P 与"交"须斟酌。[③]

注:①当房性逸搏连续发生 3 次或 3 次以上,即称为房性
　　逸搏心律。此时心房率与心室率相等,缓慢而规
　　则,一般为每分钟 50～60 次。
　②窦性 P 波消失,出现一系列延缓出现的房性 P 波,
　　其特点与房性逸搏相同。
　③起源于心房下部者,P 波呈逆行性,应注意与房室
　　交界性逸搏心律伴一度前向传导阻滞相鉴别。

16. 房室交界性逸搏

> "窦缓""窦停"出"逸搏",[①]
> "Q…群"前后逆 P 波,[②]

或有"窦 P"P-R 短,③

"Q…群"形态正常多(图 4-11)。④

注:①在窦性心动过缓、窦性停搏等窦房结冲动的间歇时
　　相较长时,房室交界区有机会发出冲动,引起一次
　　异位性心搏,称为房室交界性逸搏。

②其 QRS 波群前后出现逆行(即房室交界性)P 波。

③亦可能有窦性 P 波,但其 P-R 间期显著地短于正
　　常。

④逸搏的 QRS 波群多与正常者相同,但也可有室内
　　差异性传导。

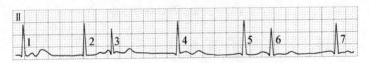

图 4-11　交界性逸搏、心室夺获

图示 R 1、2、4、5、7 为交界性逸搏,R 3、6 为心室夺获

17. 房室交界性逸搏心律

"逸搏"出现三次多,

"交界心律"慢、规则,

每分四十、五十次,①

"Q…"前、中、后"交"P 波(图 4-12)。②

注:①房室交界性逸搏连续出现 3 次或 3 次以上即形成
　　房室交界性逸搏心律,心率慢而规则,每分钟 40~
　　50 次。

②P 波呈房室交界性,根据起搏点的位置不同,P 波
可能在 QRS 波群前、中或后。

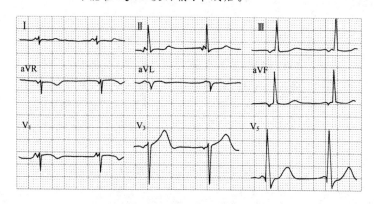

图 4-12　房室交界性逸搏心律

18. 室性逸搏、室性自主节律

"室逸"常因"全阻滞",①
"Q…群"畸形超常时;②
"室逸"连续三次上,
"自主节律"可称之,③
室率 35、40 次,④
P、"Q…"无关或消失(图 4-13,图 4-14)。⑤

注:①产生室性逸搏或室性自主节律的最常见原因,是由
双侧束支传导阻滞所造成的完全性房室传导阻滞。

②逸搏的 QRS 波群常有明显畸形,时间常＞0.16
秒。

③室性逸搏连续出现 3 次以上,可称为室性自主节

律。

④室性自主节律心室率缓慢,每分钟 35～40 次。

⑤P 波与 QRS 波群无关,或找不到 P 波。

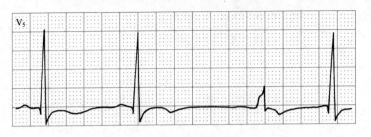

图 4-13　窦性停搏、室性逸搏

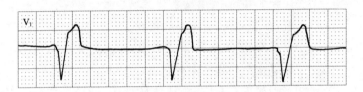

图 4-14　室性自主节律(又称室性逸搏心律)

19. 期前收缩的诊断步骤

期前收缩之诊断,

P 与"Q"波提前现,[①]

认定两波相关联,

正、负或零 P-R 间。[②]

P 波存在或隐藏,

应与窦 P 相分辨。[③]

观察"Q 群"T 波形,

　　　　有无 P 波重叠变。④

　　　　"Q 群"宽畸提前出,

　　　　其前无 P"室早"断。⑤

　　　　期前 Q 波形态异,

　　　　并发"差、融及折返"。⑥

注:①先找出提前出现的 P 波和 QRS 波群。

　②如认定 P 波与 QRS 波群是相关的,则应测定 P-R
　　间期,其值可正、可负、可为零(P 波与 QRS 波相重
　　叠)。

　③P 波可存在、可隐藏。若存在,应与窦性 P 波相比
　　较,如不相同,则为异位心律。

　④观察 QRS 波群及 T 波的形态,注意有无因 P 波重
　　叠而形成的轻微变异。

　⑤宽大畸形的 QRS 波群提前出现,其前没有相关 P
　　波,一般可以确诊为室性期前收缩。

　⑥期前出现的 QRS 波群若形态各异,可能是并发室
　　内差异性传导、室性融合波、折返性室性心搏等。

20. 窦性期前收缩

　　　　窦性早搏 P 提前,

　　　　形与"窦 P"很一般,①

　　　　偶尔出现二联律,

　　　　代偿间歇不完全。

注:①窦性期前收缩很少见,提前出现的 P 波与窦性 P

波完全相同。

21. 房性期前收缩

> 房性早搏 P 提前，
> 形与"窦 P"不一般，[①]
> P-R 间期超"12"，[②]
> 代偿间歇不完全，
> QRS 可正常，
> 也可消失或形变（图 4-15）[③]。

注：①房性期前收缩 P 波提前出现，其形态与正常 P 波略有不同，可正可负，可逆行。

②P-R 间期＞0.12 秒。

③后继的 QRS 波群若为室上性，则与正常窦性下传的 QRS 波群一样；若有室内差异性传导可有形态变异；若房性期前收缩未下传，则不继以 QRS 波群。

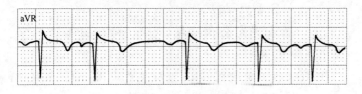

图 4-15 房性期前收缩

22. 交界性期前收缩

> 交界性早"Q…"提前，

形为室上代偿全,[①]

可前可后逆行 P,

也可埋在"Q…群"间,[②]

前 P-R 小"12",

后 R-P"20"间(图 4-16)。[③]

注:①交界性期前收缩,QRS 波群提前出现,形态为室上
　　性。一般代偿间歇为完全性。

②在 QRS 波群之前或之后,有逆行 P 波或无 P 波(P
　波埋没在 QRS 波内)。

③若逆行 P 波出现在 QRS 波群之前,则 P-R 间期<
　0.12 秒,若在 QRS 波群之后,则 R-P 间期<0.20
　秒。

23. 室性期前收缩

"室早""Q…群"前无 P,

"Q…波"提前宽大畸,[①]

S-T、T 相反变,[②]

多伴完全代偿期(见图 3-42,图 4-17)。[③]

注:①室性期前收缩 QRS 波群提前出现,其前无 P 波,
　　形态宽大畸形,时间>0.12 秒。

②S-T、T 发生继发性改变,T 波方向与 QRS 主波方
　向相反,S-T 段随 T 波方向移位。

③多伴有完全性代偿间歇,但在少数情况下代偿间歇
　可不完全或无代偿间歇(插入性室性期前收缩)。

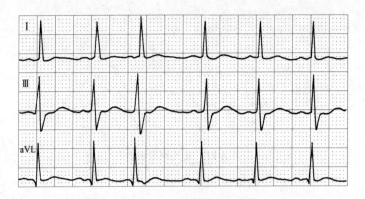

图4-16 交界性期前收缩

Ⅰ导联:第3个 P-QRS-T 波提前出现,P′波倒置,P-R 间期
<0.12 秒,其后有完全性代偿间歇

Ⅲ导联:第3个 QRS 波提前出现,形态正常,其前后无 P 波
(P 波埋没在 QRS 波内),QRS 波后有完全性代偿间歇

aVL 导联:第3个 QRS 波提前出现,形态正常,其前无 P 波,
在 S-T 段上见到一逆行 P′波,R-P 间期<0.20 秒

24. 间位性期前收缩

间位早搏"两窦"间,[①]

代偿间歇不出现,

根据"Q…"形、P 有无,

房、室、"交界"可判断(图 4-18)。[②]

注:①间位性期前收缩发生在两个正常窦性搏动之间。

②根据 QRS 波群的形态和 P 波有无可判断为房性、

室性或交界性。

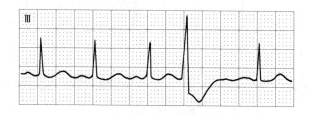

图 4-17　室性期前收缩

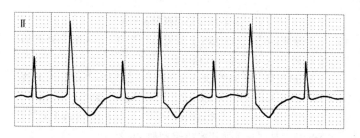

图 4-18　间位性期前收缩

25. 并行心律

并行室、结与房性,[①]
联律间期不固定;[②]
"异搏"间期有规律,
长比短的成倍增,
或有最大公约数;[③]
房、室融波常形成(图 4-19)。[④]

注:①并行心律室性多见,交界性较少见,房性罕见。

②并行心律无固定的联律间期(异位搏动与前面的窦性搏动距离不定)。

③异位搏动间的间距有一定的规律性,或相等或成倍数或有一个最大公约数。

④常出现融合波。房性并行心律常出现房性融合波;室性并行心律常出现室性融合波;交界性并行心律可出现房性融合波,也可出现室性融合波。

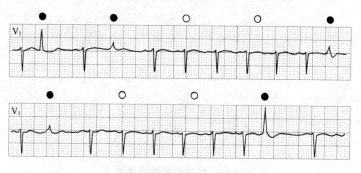

图 4-19　室性并行心律

该图为 V_1 导联的连续记录。图上"●"点为室性激动,"○"点为应当发出而因各种原因未发出的室性激动

26. 室上性阵发性心动过速

室上阵速节律整,

160 至 220,[①]

QRS 呈室上,[②]

S-T 低、T 倒、平,

P 直、P-R 大"12",

房性相反交界性(图 4-20,图 4-21,图 4-22)。③

注:①室上性阵发性心动过速为一系列连续的、快而规则
的心房或房室交界性过早搏动所组成,心房与心室
率相同,多数为每分钟 160～220 次。

②QRS 波呈室上性,如伴室内差异性传导则宽大畸
形。

③直立异位 P 波,P-R 间期＞0.12 秒为房性,房室交
界性则与房性相反,表现异位逆行 P 波,P-R 间期
＜0.12 秒。

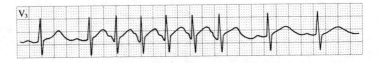

图 4-20 阵发性房性心动过速
由频发的、连续的房性期前收缩形成

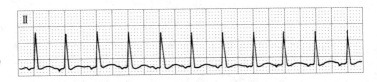

图 4-21 阵发性交界性心动过速

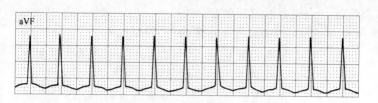

图 4-22　室上性阵发性心动过速

27. 室性阵发性心动过速

室速、室早超过三,①

QRS 畸而宽,②

150 到 200,

律略不整 T 相反,③

P 为窦性常埋没,

与"Q…"无关频率慢(图 4-23)。④

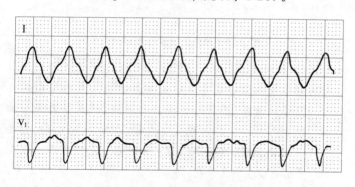

图 4-23　室性阵发性心动过速

注:①室性阵发性心动过速由 3 次以上连续出现的室性

145

期前收缩所组成。

②QRS波群宽大畸形,时间＞0.12秒。

③心室率为每分钟150～200次,R-R间期大致规整,可略有不齐,T波与主波方向相反。

④P波为窦性,常埋没于心室波内,与QRS波无关,频率较慢。

28. 非阵发性房性心动过速

房速P与"窦"不同,
后继"Q…波"室上性,[①]
常与窦律交替现,[②]
频率70、140(图4-24)。[③]

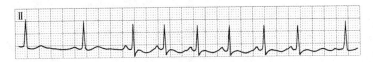

图 4-24 非阵发性房性心动过速

注:非阵发性心动过速是指某些原因使心脏异位起搏点自律性增高,发出的冲动频率增快,超过了窦房结的频率时所产生的一种心律失常,亦称为异位自主性心动过速、加快的逸搏心律、自身性心动过速等。以交界性多见,室性次之,房性少见。

①非阵发性房性心动过速的心电图特点为P波形态与窦性P波不同,每个P波多继以室上性QRS波群。

②常与窦性节律交替出现,在同一导联可以见到异位

房性 P 波、窦性 P 波及房性融合波。

③P 波的频率为每分钟 70～140 次。

29. 非阵发性交界性心动过速

交速"Q…S"波规整，

前、后可有 P 逆行，①

频率 70、130，

"窦律"相争渐始停，②

房室分离、室夺获，

房融合波、房颤动（图 4-25）。③

注：①非阵发性交界性心动过速的心电图特点为 QRS 波
群规则，形态与窦性相同，其前、后可有或无逆行 P
波。

②频率为每分钟 70～130 次；常与窦性节律相竞争，
造成窦性与交界性心律交替或同时出现；常逐渐起
始和停止。

③常有房室分离、心室夺获和房性融合波，也可与心
房颤动并存。

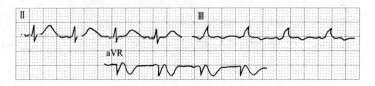

图 4-25　非阵发性交界性心动过速

30. 非阵发性室性心动过速

室速"Q…"群宽大畸,
与"Q…"相反 S-T、T,[1]
频率 60 到 90,
室夺、室融、房室离(图 4-26)。[2]

注:[1]非阵发性室性心动过速是指心室内希-浦传导系统
中隐性起搏细胞自律性增高(略超过窦性心律的频
率),并控制心室时所形成的心动过速。其心电图特
点为:QRS 波群宽大畸形,时间>0.12 秒,连续出现
≥3 个,S-T 段、T 波方向与 QRS 波群相反。

[2]易出现房室分离,可见到心室夺获及室性融合波。

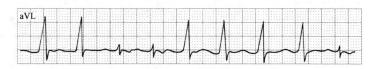

图 4-26 非阵发性室性心动过速

31. 心房扑动

心房扑动 P 消失,
均匀"F"似锯齿,
频率"25"、350,[1]
"Q…"呈室上多规整,[2]
室率较慢成比例,
多为 2、1 或 4、1(图 4-27)。[3]

注:①心房扑动是一种较阵发性心动过速的频率更快的
快速而规则的主动性房性异位心律失常。心电图
特点为 P 波消失,代之以 F 波,呈均匀锯齿状,F 波
频率为每分钟 250~350 次。

②QRS 波群呈室上性,节律多规整。

③室率较慢,与房率成比例,最常见的房室比例为
2∶1,产生每分钟 150 次左右的心室率;其次是
4∶1 的房室比例,形成每分钟 70~80 次心室率。

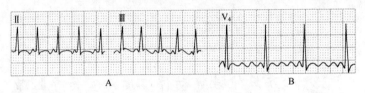

图 4-27　心房扑动

A.2∶1 心房扑动

B.4∶1 心房扑动

32. 心房纤维性颤动

心房纤颤无 P 波,

代之小"f"不规则,①

频率"35"、600,②

"Q…"呈室上高不等,③

除非"交律""全阻滞",

室律绝对不规整(图 4-28)。④

注:①心房纤维性颤动又称心房颤动,是一种频率更快的不规则的主动性房性异位心律失常。其心电图特点为 P 波消失,代之以细小 f 波,形状绝对不规则。

②f 波频率在每分钟 350～600 次之上。

③QRS 波群呈室上性,振幅高低不一。

④室率绝对不整,但在出现交界性心律或完全性房室传导阻滞时,R-R 距离可以相等。

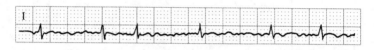

图 4-28　心房颤动

33. 心房纤维性颤动伴二度房室传导阻滞

> 房颤合并"二度阻",
>
> R 间大、等"1 点 5",
>
> R 间"f"十几个,
>
> 二项出现三次多[①②],
>
> 平均室率小 50[③],
>
> 三次以上出逸搏(图 4-29)[④]。

注:在一份心房颤动的心电图中有以下表现之一者,可诊断为心房颤动伴二度房室传导阻滞。

①下传的 R-R 长间歇时间≥1.5 秒,且出现 3 次以上。

②下传的 R-R 长间歇中的 f 波数目在 10 个以上,即

房室传导比例为 10：1，且出现 3 次以上。

③平均心室率＜50 次/分。

④房室交界性或室性逸搏共 3 次以上。

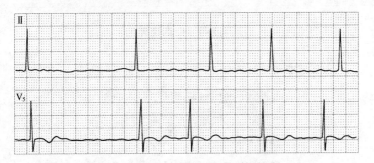

图 4-29 心房颤动伴二度房室传导阻滞

34. 心室扑动

单纯室扑甚少见，[1]

均匀连续大波现，[2]

室率约为"250"，[3]

"Q…群"、T 波难分辨（图 4-30）。[4]

注：①当心室各部分发生快速微弱无效的收缩，QRS 与
　　T 波无法区分时，称为心室扑动。单纯性心室扑动
　　甚为少见，如不及时处理或治疗无效，常很快转变
　　为心室颤动。

②呈现均匀连续的大波动。

③心室频率约为 250 次/分。

④QRS 波、T 波互相融合无法区分。

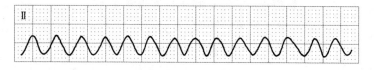

图 4-30 心室扑动

35. 心室颤动

心室颤动"濒死图"，①
QRS、T 波无，
频率"25"、500，
颤波多变形、律、幅（图 4-31）。②

注：①当心室各部分发生快速微弱无力不协调的乱颤，
QRS、T 波波形消失，代之以不规则的波动时，称
为心室颤动，常是临终前的表现。
②QRS 波群与 T 波完全消失，代之以形态、节律、振幅
多变的紊乱颤动波，心室频率为每分钟 250～500
次。

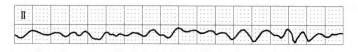

图 4-31 心室颤动

36. 干扰性房室脱节

"房室脱节"两分离，
P 与"Q…群"无关系，①

P-P、R-R 各规则，

室率快于心房率；②

如若"脱节"不完全，

心室夺获可出现（图 4-32，图 4-33）。③

注：①干扰性房室脱节又称房室分离，即心房由窦房结所控制，心室以稍快的频率由房室交界区的激动所起搏，P 波与 QRS 波群之间无固定的时间关系。
②P-P 及 R-R 间距各有自己的规律，但 R-R<P-P。
③干扰性房室脱节分完全性和不完全性两种。当心房、心室在一段时间内一直由两个起搏点控制时，称完全性干扰性房室脱节；若仅有个别的心房激动通过交界区下传而控制了几次心室搏动（心室夺获）时，称为不完全性干扰性房室脱节。

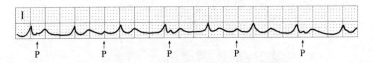

图 4-32 完全性干扰性房室脱节

37. 心室夺获

"高阻滞"伴"心室夺"，

或伴"干扰房室脱"，①

提前出现"室上 Q…"，②

与之有关前 P 波（图 4-33）。③

注:①心室夺获一般在高度房室传导阻滞或干扰性房室脱
  节时发生,由于窦性激动抵达房室交界区时,适逢该
  区刚脱离不应期未发出新的激动,便可下传夺获心室。
  ②有提前出现的 QRS 波,QRS 波呈室上性,伴有差
  异性传导时可与基本心律的 QRS 波相异。
  ③其 QRS 波与前面的 P 波有关,P-R 间期>0.12 秒。

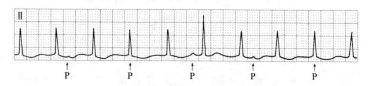

图 4-33　不完全性干扰性房室脱节、心室夺获

38. 房性融合波

> "房融"房内两点"激",①
> 同一导联三种"P",
> 窦 P、异 P、两者间,②
> "融 P"与"窦"等距离(图 4-34)。③

注:①当心房有两个节奏点同时发出激动,而激动心房
  时,则产生房性融合波。
  ②同一导联的心电图出现 3 种形态的 P 波:一为窦
  性 P 波;二为来自心房的异位 P 波或来自房室交
  界区的逆行 P 波;三为形态介于两者之间的 P 波。
  ③代表房性融合波的 P 波与其前后窦性 P 波的距离
  大致相等。

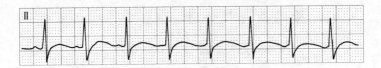

图 4-34　房性融合波

图中开始时为窦性心律,逐步转为交界性心律。第 4、第 5 个 P
波接近平坦,在不同程度上既为窦房结激动所控制,又为交界区节
奏点控制,形成房性融合波

39. 室性融合波

"室融"激动不同源,[1]

QRS 早出现,

形态介于"窦""室"间,[2]

前有 P 波 P-R 短(图 4-35)。[3]

注:[1]当心室在同一时间被两个不同来源的激动所兴奋
　　时,则产生室性融合波。

　　[2]QRS 波群略早出现,形态介于窦性和室性期前收
　　缩之间。

　　[3]其前有 P 波,P-R 间期略短(0.10~0.16 秒)。

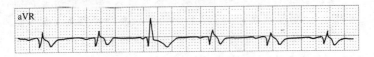

图 4-35　室性融合波

40. 房内差异性传导

> 紧接房性早搏后，
> 一或数个畸形 P，
> 既不同于正常"窦"，
> 又与"房 P"有差异。

注：由于房性期前收缩（早搏）使心房肌的不应期发生变化，使紧接其后的一个或数个窦性激动在心房内的传导速度和途径发生改变即形成房内差异性传导。其心电图特征为房性期前收缩后，紧接其后的一个或数个基本窦性心律的 P 波偶尔可出现畸形，其形态既不同于正常的窦性 P 波，也不像房性异位 P′ 波。

41. 室内差异性传导

> "右""不应"长"室差传"，
> 似"右阻滞""Q…"畸宽，[1]
> 多发生于"室上早"，
> 或"交"逸搏或房颤（图 4-36）。[2]

注：[1]由于右束支不应期较左束支稍长，当房性期前收缩等情况发生时，右束支仍处于相对不应期，传导较慢，形成类似右束支传导阻滞的图形，QRS 波宽大畸形，称为室内差异性传导。

[2]多发生于室上性期前收缩时，也可在交界性逸搏或心房颤动等情况下发生。

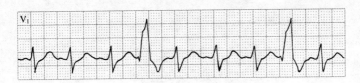

图 4-36　室内差异性传导

42. 隐匿性传导

"隐传"未传到心肌，[①]

延长房室不应期，

下个激动传延缓，[②]

或全阻滞"孤零 P"（图 4-37）。[③]

注：①隐匿性传导是激动在房室传导系统内仅穿过一段
距离而中断，未传到心肌。

②由于隐匿性传导延长了房室传导系统的不应期，从
而使下一个激动通过时，便发生传导延缓（P-R 间
期延长）。

③或完全阻滞（孤零零的 P 波）。

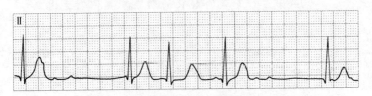

图 4-37　连发性房性期前收缩、隐匿性传导

43. 反复心律

源于"交"、室"反复律"，^①

两次"Q…波"夹逆 P，^②

"交界"两"Q…"皆室上，^③

室性前"Q…"宽大畸，^④

"R-P"超过点 2 秒，^⑤

小于"点 5""R 间期"（图 4-38，图 4-39）。^⑥

注：①反复心律是指一个冲动接连两次激动心房或心室。
此冲动多起源于交界性，偶可见于室性。

②呈两个紧接的 QRS 波，其间夹有一个逆行 P 波。

③如由交界性冲动引起，则逆行 P 波前后两个 QRS
波皆为室上性，形态和时间正常。

④如由室性冲动引起，则前一个 QRS 波宽大、畸形，
后一个 QRS 波形态正常。

⑤由于反复心律常见于房室连接组织内有逆行传导
阻滞的情况下，故其 R-P 间期常超过 0.20 秒。

⑥夹有逆行 P 波的 R-R 间期常在 0.50 秒之内。

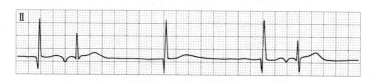

图 4-38　交界性逸搏心律、交界性反复心律

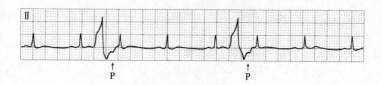

图 4-39 室性早搏伴室性反复心律

44. 伪反复心律

"逸搏-夺获""伪复律"，

"交逸"之后"窦性激"，

窦 P 下传"夺获室"，

两"Q…"之间正常 P（图 4-40）。

注：伪反复心律又称逸搏-夺获二联律，是指在出现一次
或一阵交界性逸搏之后，出现一个窦性激动，由此产
生 P 波下传夺获心室，产生 QRS 波，其心电图特征
是：两 QRS 波之间夹有一个正常的窦性 P 波。

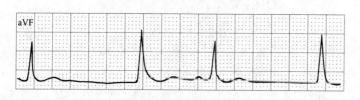

图 4-40 伪反复心律（逸搏-夺获二联律）

45. 左房心律

左房心律P波变，[1]

"Ⅰ"倒、双向或平坦，[2]

"Ⅱ""F"倒置"R"直，[3]

V₆必倒"1"圆尖（图4-41）。[4]

注：[1]异位起搏点位于左心房所形成的心律称左房心律
（或称左房逸搏心律），其心电图特点主要表现为P
波变化。

[2]P_I一般倒置，但也可双向或平坦甚至直立。

[3]P_{II}、P_{aVF}倒置，P_{aVR}直立。

[4]P_{V_6}倒置，为诊断左房心律的必备条件；P_{V_1}可呈钝
圆尖角形。

46. 冠状窦性心律

"冠状窦律"P逆行，[1]

QRS室上性，[2]

P-R间期大"12"，[3]

"前阻交律"分不清（图4-42）。[4]

注：[1]起源于冠状窦附近的激动通过房室交界区、房室束
到达心室形成的心律称为冠状窦性心律，心电图表
现为P波逆行，即P_{aVR}正，$P_{II、III、aVF}$倒。

[2]QRS波群为室上性图形。

[3]P-R间期>0.12秒。

④与伴有前向性传导阻滞的交界性心律无法鉴别。

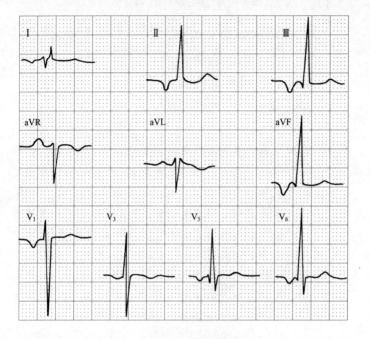

图 4-41 左房心律

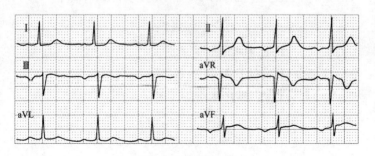

图 4-42 冠状窦性心律

47. 二度伴一度窦房传导阻滞

> 窦房阻滞呈二度，
> P 波脱落或缺如，[①]
> P-P 间期成两倍，[②]
> 若伴一度则不足。[③]

注： 单独一度窦房传导阻滞在心电图上是无法诊断的，当
同时存在二度窦房传导阻滞时，就有可能将一度窦房
传导阻滞诊断出来。

① 二度窦房传导阻滞时，窦性冲动有时不能通过窦房
连接组织传到心房，引起 P 波脱落或缺如，产生较
长的 P-P 间期。

② 较长的 P-P 间期常为正常 P-P 间期的 2 倍。

③ 如果同时存在一度窦房传导阻滞，较长的 P-P 间期
将小于正常 P-P 间期的 2 倍。

48. 二度Ⅰ型（文氏型）窦房传导阻滞

> 二度Ⅰ型"窦房滞"，
> P-P 渐短称"文氏"，
> P"脱"P-P 间歇长，
> 以后 P-P 周复始（图 4-43）。

注： 二度Ⅰ型窦房传导阻滞又称文氏型，其窦性激动在窦
房连接组织中传导速度进行性减慢，心电图表现 P-P
间距逐渐缩短，继而 P 波脱落，形成一个无窦性 P 波

的长 P-P 间歇(长间歇小于两个窦性激动周期),以后
P-P 间期周而复始。

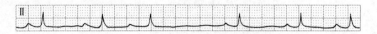

图 4-43 二度Ⅰ型(文氏型)窦房传导阻滞
(伴一度房室传导阻滞)

49. 二度Ⅱ型(固定型)窦房传导阻滞

二度Ⅱ型称"固定",①
"完全阻滞"间歇性,
P 缺、P-P 成倍数,②
心房静止可发生(图 4-44)。③

注:①二度Ⅱ型窦房传导阻滞又称固定型。

②窦性冲动有间歇地完全性传导阻滞,P 波突然缺
如,但凡能传到心房的窦性冲动,其窦房传导时间是
固定的,故较长的 P-P 间期为基本 P-P 间期的倍数。

③偶尔可见几个窦性冲动连续发生传导阻滞,此时如
无异位冲动激动心房,则将发生心房静止。

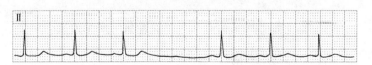

图 4-44 二度Ⅱ型(固定型)窦房传导阻滞

50. 三度窦房传导阻滞

三度窦房传阻滞，
一段时间 P 消失，[①]
根据常伴房逸搏，
可以区别"窦静止"。[②]

注: ①三度窦房传导阻滞指所有的窦性冲动均在窦房连接组织内发生完全性传导阻滞，造成一段时间内无窦性 P 波出现。

②此种心电图改变很难与窦性静止区别开来，唯一的线索是前者常伴有房性逸搏，而后者则无。

51. 房内传导阻滞

"房内阻滞"P 波宽，
点 12 秒超时限，[①]
或有切迹成双峰，
见于"二狭"或"先天"(图 4-45)。[②]

注: ①房内传导阻滞心电图表现为 P 波增宽，时间超过 0.12 秒。

②多见于风湿性心脏病二尖瓣狭窄或先天性心脏病。

52. 心房分离

"房分""房阻"所引起，
"窦律"之外心房律，[①]

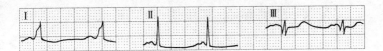

图 4-45　房内传导阻滞

（伴慢性冠状动脉供血不足）

频率 30 到 50，[2]

P-P 不整 P 小畸，[3]

从不下传到心室，[4]

偶尔形成"重叠 P"（图 4-46）。[5]

注：①心房分离是由心房传导阻滞所引起的单侧心房律，
　　即除基本心律（窦性心律）外，还存在另一个独立的
　　心房律。

②单侧心房律的频率常为每分钟 30～50 次。

③单侧心房律的异位 P-P 间期多不规整，其 P 波小
　而畸形。

④心房分离的房性异位冲动不可能下传到心室。

⑤当异位的房性 P 波与窦性 P 波相重叠时，可使窦
　性 P 波畸形或增大。

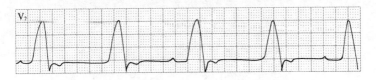

图 4-46　心房分离、心室内传导阻滞

53. 一度房室传导阻滞

一度阻滞称"迟延",[①]
大于"20"P-R间,[②]
P可埋于前T内,
压颈动脉可分辨(图4-47)。[③]

注:①一度房室传导阻滞又称房室传导迟延。

②P-R间期>0.20秒。

③有时P波可埋于前一次心动周期的T波内,容易
与交界性心律相混淆,这时如果压迫颈动脉窦,减
低了窦性心律,P波与T波即可分辨。

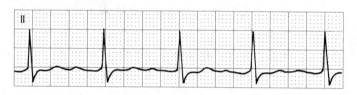

图4-47 一度房室传导阻滞

54. 二度Ⅰ型房室传导阻滞

二度Ⅰ型"房阻滞",
P-R渐长称"文氏",[①]
R-R间期渐缩短,[②]
终有一次"Q…"消失(图4-48)。[③]

注:①二度Ⅰ型房室传导阻滞又称文氏型,其特点是P-R

间期每次逐渐延长。

②R-R 间期逐渐缩短（QRS 波脱落的 R-R 间期较任何其他两个 R-R 间期为短）。

③终有一次 QRS 波群脱落，如此周而复始。房室传导比例（即 P 波与 QRS 波的比例）常为 5∶4、4∶3、3∶2 等。

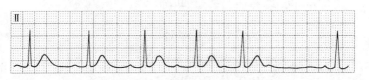

图 4-48　二度Ⅰ型房室传导阻滞

55. 二度Ⅱ型房室传导阻滞

二度Ⅱ型"滞"间歇，

P-R 固定不延期，^①

P 与"Q…群"成比例，

4、3，3、2，2 比 1（图 4-49）。^②

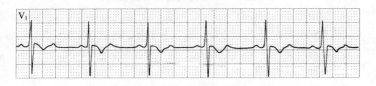

图 4-49　二度Ⅱ型房室传导阻滞

（房室传导比例 2∶1）

注:①二度Ⅱ型房室传导阻滞的特点是 P-R 间期恒定,
阻滞可间歇出现。
②P 波与 QRS 波群的比例(即房室传导比例)常为
4:3、3:2、2:1。

56. 高度房室传导阻滞

"高度"3 比 1 超过,①
传导比例偶数多,②
窦 P 下传 P-R"常",
突然出现"Q…"脱落,③
房律、室律多规整,
多"交逸搏"少"夺获"(图 4-50)。④

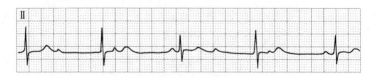

图 4-50　高度房室传导阻滞

图中多数 P 与 QRS 无关,第 3、第 5 个 QRS 波群稍提前出现,
其前有相关 P 波,为窦性心动。第 2、第 4 个 QRS 波群振幅较高,其
宽度形态与窦性心动相似,其前无相关 P 波,为交界性逸搏

注:①房室传导阻滞的严重度超过 3:1 者,称为高度房室
传导阻滞,是介于二度房室传导阻滞与完全性房室
传导阻滞的一种类型。

②房室传导比例多为 4:1、6:1、8:1等偶数。

③当窦性 P 波下传时,P-R 间期可以正常也可延长,突然出现 QRS 波群脱落。

④P-P 间期一般是规则的。心室律也常是规则的,因此时除有少数心室夺获外,多数为交界性逸搏心律。

57. 三度房室传导阻滞

"三度阻滞"称"完全",①

P 与"QR…"两无关,②

房率大于心室率,③

"Q…群"正常或畸宽(图 4-51)。④

注:①三度房室传导阻滞又称完全性房室传导阻滞。

②P 波与 QRS 波无关,各有其固定规律,P 波可位于 QRS 波前、中、后的任何部位。

③心房率比心室率快,即 P 波数多于 QRS 波数。

④如异位起搏点位于希氏束分支以上,则 QRS 波群正常,如异位起搏点在其分支以下,则 QRS 波群呈宽大畸形。

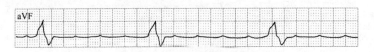

图 4-51 三度房室传导阻滞

58. 预激症候群(一)

吾-巴-怀型"预激群",

P-R 缩短"Q…波"宽，

起始粗钝选耳塔(delta)波，[①]

全胸向上一表现，

其二右下降支钝，

右上左下轴右偏(图 4-52,图 4-53)。[②]

注: ①预激症候群又称吾-巴-怀(W-P-W)症候群。可分
三类,第一类称吾-巴-怀型预激症候群,表现 P-R
间期缩短,QRS 波增宽,QRS 波起始部顿挫、增粗
形成选耳塔(delta)波。

②由于传导旁路与心室连接部位不同,心电图表现也
明显不同,可分三种情况。A 型,整个胸前导联的
主波向上;B 型,整个右胸前导联主波向下,呈降支
顿挫的 QRS 波或 Qr 波;C 型,$V_1 \sim V_4$ 以向上的波
为主,V_6 以向下的波为主,肢体导联上有明显的电
轴右偏。

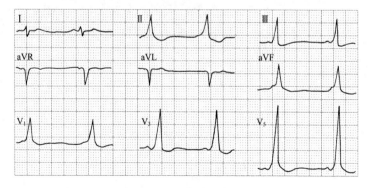

图 4-52 预激症候群(A 型)

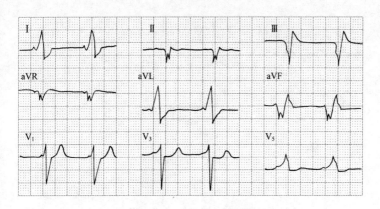

图 4-53 预激症候群(B型)

59. 预激症候群(二)

二类"预激"杰姆型,[①]
P-R 缩短"Q…"形正,[②]
delta 波形不出现,
应与"交律"分辨清;[③]
三类"马海""delta"出,
P-R 正常"Q…"宽盈(图 4-54,图 4-55)。[④]

注:①第二类称杰姆(James)型预激症候群。

②表现 P-R 间期缩短,QRS 波形及时限均正常。

③由于 P-R 间期短,易误认为交界性心律,须认真分辨。

④第三类称马海(Mahaim)型预激症候群,有 delta 波,P-R 间期多正常,QRS 波增宽。

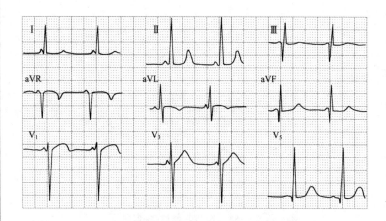

图 4-54 杰姆型预激症候群（又称 L-G-L 症候群）

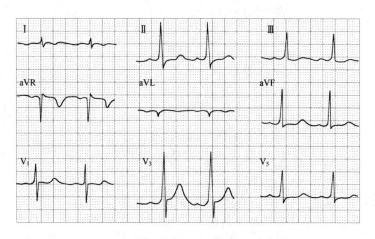

图 4-55 马海型预激症候群

第五章　常见异常心电图的鉴别诊断

第一节　房、室肥大的鉴别

1. 右心房肥大

P 波增高又增宽，
结合病史来判断，[1]
如有慢性肺心病，[2]
右房肥大可诊断。
P 波 P-R 时限比，
一点六值为界限，
小于此值右房大，[3]
左房肥大超时限。[4]
另有心肌缺氧急，
P 波增高辨仔细。[5]

注：[1]若 P 波既高又宽，左、右心房肥大难以区别时，可
　　结合病史来判断。
　　[2]指肺源性心脏病。

③若 P/P-R 时限比值≤1.6 时,表示 P 波以电压升高为主,可诊为右心房肥大。

④若 P/P-R 时限比值>1.6 时,表示 P 波以时限增宽为主,可诊断为左心房肥大。

⑤急性心肌缺氧时可出现 P 波增高,酷似肺型 P 波,应结合临床资料仔细鉴别。

2. 左心房肥大

P 波增宽伴切迹,
也称"二尖瓣型 P",
若 P 增高又增宽,
病史资料应注意,
如有二尖瓣狭窄,①
左房肥大可确立,
另有急性心包炎,
P 波也可出切迹,
前峰较低后峰高,
不像"M"像阶梯。②

注:①指风湿性心脏病二尖瓣狭窄。

②急性心包炎的 P 波切迹呈阶梯形,左心房肥大的 P 波切迹呈"M"形,前后两峰较对称。

3. 左心室肥厚与不完全左束支传导阻滞的鉴别

当左心室肥厚时①,

QRS 正常时，

Ⅰ 导 L[2] 及 V$_5$，

R 波形态正常直，

V$_1$ r 波较高，

V$_5$ q 波可显示。

注:①QRS 波时限正常或接近 0.11 秒。

②指 aVL 导联。

零点——超"Q"时，

不完全性左束支，[1]

Ⅰ 导"L"及 V$_5$，

R 波上切迹示，

V$_1$ r 小 QS,[2]

V$_5$ q 波可消失。

注:①不完全左束支传导阻滞的 QRS 波时限为 0.11～
0.12 秒。

②V$_1$ 的 r 波矮小或呈 QS 型。

4. 右心室肥厚与右束支传导阻滞的鉴别

右室肥厚 Q 群时，

零点一秒界限值，[1]

点零三到点零五，

右室壁之激动时，[2]

V_1 R、qR 型，

V_5 S 增深之。③

注:①右心室肥厚时 QRS 波时限≤0.1 秒。

②右心室壁激动时间为 0.03～0.05 秒。

③V_5 图形以 S 波增深为主。

超点一秒"Q 群"时，①

右侧束支传阻滞，

室激②大于点零六，

V_5 S 增宽之，

V_1 出现双 R，③

rSR 撇式。④

注:①指 QRS 时限。

②指左心室壁激动时间。

③V_5 图形以 S 波增宽为主。

④呈 rSR′型。

第二节　期前收缩的鉴别

1. 室性期前收缩与房性期前收缩伴室内差异性传导的鉴别

前者 QRS 奇，①

后者 Q 群起始依，②

QRS 后部分，

波形呈现多向曲。③

后者波后无代偿，④

前者完全代偿期，⑤

前者 Q⑥前无 P 波，

偶有巧合窦性 P，

后者 Q⑥前有 P 波，

提前出现形态异，

或者隐藏于其前，

T 波 U 波内藏匿。

注：①前者，指室性期前收缩，QRS 形态与正常完全不同。

②后者，指室内差异性传导，QRS 起始与正常相似。

③呈现多向曲折之波形。

④QRS 波之后无代偿性间歇。

⑤室性期前收缩除插入性外，其后多有完全性的代偿间歇。

⑥指 QRS 波群。

2. 室性期前收缩与室性融合波的鉴别

室早①多无 P 波现，

如有 P-R 间期短，②

室性融合波形态，

介于窦性异位间，③

多源室早之形态，
与窦搏动相差远，④
室性期前收缩后，
代偿间歇呈完全，
室性融合波前后，
基本相等 R-R 间。

注：①指室性期前收缩。

②如有 P 波，表示窦性搏动未下传，且 P-R 间期较正
常略短。

③介于窦性搏动与异位激动之间。

④与窦性搏动无相似之处。

第三节 冠状动脉供血不全和心肌劳损时 在 ST-T 波改变上的鉴别

1. 心肌劳损

高血压及风湿性，
先天性之心脏病，
可致心肌之劳损，
S-T 下降呈斜行，
与倒置 T 相融合，
倒 T 两侧不对称，
近端下斜坡度大，
远端较陡骤然升。

2. 慢性冠状动脉供血不全

> 冠供不全呈慢性，
> 多伴胸闷及胸痛，
> 中年以上较多见，
> 多无心脏之体征，
> S-T 段水平降，
> 紧接 T 波呈倒行，
> 倒 T 又称冠状 T，
> 较深两侧呈对称。

第四节　心肌梗死的鉴别

一、S-T 段抬高

1. 变异性心绞痛

> 发作变异心绞痛，
> 冠脉痉挛狭窄重，
> 支配区域重缺血，
> S-T 抬高呈穹窿，[①]
> 当心绞痛发作后，
> S-T 段复原形。

注：①可使 S-T 段呈穹窿形抬高。

2. 高血钾、心动过速或左心室高电压

心动过速高血钾，
左心室之高电压，
ST-T 之改变，
复极加速之继发，[①]
部分导联 S-T 段，
不呈穹窿抬高压。

注：①是心肌复极加速的继发性 ST-T 改变。

3. 急性心包炎

遇到急性心包炎，
ST 抬高 Q 不变，
无异常 Q 心肌梗，
图形相似仔细鉴。[①]
凸面向上心肌梗，[②]
凹面向上心包炎。[③]
面对梗区 S-T 高，
背对梗区相反变，
急心包炎无下降，[④]
S-T 抬高呈普遍，
但其抬高程度低，
动态观察无演变。
兼有 P 波高切迹，[⑤]

心肌梗死 P 不变。

注:①急性心包炎与只有 ST-T 变化而无异常 Q 波的中间型心肌梗死应仔细鉴别。

②心肌梗死时 S-T 段抬高,凸面向上。

③急性心包炎时 S-T 段抬高,凹面向上。

④急性心包炎时无 S-T 段下降。

⑤急性心包炎时,由于心包积液使心房内压力增高,形成 P 波高耸或有切迹。

二、S-T 段抬高兼异常 Q 波存在

急性心梗 S-T 抬,

伴有异常 Q 波在。

持续抬高室壁瘤,①

Ⅰ S Ⅲ Q 肺梗死。②

注:①心肌梗死恢复期 S-T 段呈持续性抬高,超过 6 个月以上者要考虑为心室壁瘤形成。

②出现Ⅰ导联 S 波加深,Ⅲ导联异常 Q 波,T 波倒置,即所谓 $S_I Q_{Ⅲ}$ 型,常提示有急性肺梗死发生。

三、心肌梗死与异常 Q 波的鉴别

1. Ⅰ、aVL 导联异常 Q 波与陈旧性前侧壁心肌梗死的鉴别

心尖后翘垂悬型,①

aVL Qr 型，

类似前侧壁陈梗，②

常伴 P 波倒置行，

深呼吸时 Q 波变，③

可与心梗鉴别清。

注： ①指垂悬型心电位及心尖后翘。

②指陈旧性前侧壁心肌梗死。

③Q 波可随呼吸运动变小或消失。

左前半支传导阻，

Ⅰ L① 导联 Q 波出，

宽度小于零四秒，

V₅ V₆ Q 波无，

aVF Ⅱ Ⅲ导，

r S 鉴别助。②

注： ①指Ⅰ导联和 aVL 导联。

②呈现 rS 型，伴心电轴左偏，有助于鉴别。

2. Ⅱ、Ⅲ、aVF 导联出现异常 Q 波与陈旧性下壁心肌梗死的鉴别

横置型心位特殊，

心尖前翘心电图，

左腿对着左室腔，

Ⅲ导F左室图，[①]

深而不宽之Q波，

伴随呼吸少或无。

注：①Ⅲ导联和aVF导联呈左心室图型。

遇室间隔肥厚时，

可现肥厚左右室，[①]

左室肥厚V_5Q，

但不超R四分之，[②]

右室肥厚Ⅲ F，[③]

出现大Q梗[④]不是，

类似下壁之心梗，

V_1R高且直，[⑤]

V_5出现深S，

电轴右偏可鉴之。

注：①当病人室间隔肥厚时，可出现左右心室肥厚两种情况。

②V_5Q波不超过R波的1/4。

③指Ⅲ导和aVF导。

④指心肌梗死。

⑤V_1的R/S>1。

左后半束传导阻，

Ⅱ、Ⅲ、F Q 波出,[①]

Ⅰ、L 导联 r S,[②]

Q 不增宽鉴别出。[③]

注:①在左后半束支发生传导阻滞时,Ⅱ、Ⅲ、aVF 导联
可出现明显 Q 波。

②Ⅰ、aVL 导联呈 r S 型。

③可与陈旧性下壁心肌梗死鉴别。

3. $V_1 \sim V_4$ 导联出现异常 Q 波与陈旧性前间壁心肌梗死的鉴别

显著肥厚左心室,

V_1、V_4 r 消失,

呈现 QS 似心梗,

仔细观察鉴别之,

V_3、V_4 小 r,[①]

V_5、V_6 R 高直,

没有其他梗死象,[②]

左室肥厚确定之。

注:①V_3、V_4 导联上有很小的 r 波。

②其他导联再无梗死征象。

显著肥厚右心室,

急性右室扩大时,

V_1、V_4 Q S 波，

酷似陈旧前间隔，[①]

aVR 导 R 波大，[②]

电轴右偏肺 p 波，

V_3R 导 qR，

鉴别之点可把握。

注：①V_1～V_4 可呈 QS 波,酷似陈旧性前间隔心肌梗死。

②前者在 aVR 导联中 R/Q>1。

左侧束支传导阻，[①]

V_1、V_3 Q S 出，[②]

继发 ST-T 变，

前间隔梗相似酷，[③]

但有 Q 群[④]时限宽，

V_5 R 切迹出。

注：①指传导阻滞。

②V_1～V_3 可呈 QS 波形。

③酷似前间隔心肌梗死。

④指 QRS 波群。

四、心肌梗死类似预激综合征的心电图表现

1. B 型预激综合征

B 型预激综合征，

V_1、V_3 QS 型，

除极向量左右上，[①]

类似前间隔心梗，

前者 P-R 间期短，

出现预激波特征。

注：①心室除极向量向左、向右、向上。

2. A 型预激综合征

A 型预激综合征，

V_1、V_3 向上升，

右心前导 R 波高，[①]

类似真后壁心梗。

注：①V_1~V_3，即右心前导联主波向上，R 波较高。

第五节　心动过速的鉴别

一、窦性心动过速与房性心动过速的鉴别

1. 窦性心动过速

窦率一百一百五，[①]

窦性心动之过速，

情绪激动可发生，

贫血发热及运动，

甲亢心衰心肌炎，

嗜铬②休克及药物。

开始终止渐发生，

R-R 间距有出入。③

压迫颈动深呼吸，

可使心率慢逐步。④

注：①窦性心率为每分钟 100～150 次。

②指嗜铬细胞瘤。

③R-R 间距不十分匀齐。

④压迫颈动脉窦或深呼吸可使心率逐渐减慢。

2. 房性心动过速

房性过速①P 波多，

一百六十次超过，②

二比一率传心室，

骤发骤停律规则，

压颈动脉深呼吸，

心率不受其左右。③

注：①指房性心动过速。

②心率可达每分钟 160～220 次。

③压迫颈动脉窦或深呼吸对心率没有影响，除非终止
发作。

二、房性心动过速与心房扑动的鉴别

1. 心房扑动

心房扑动锯齿波，①
室率稍慢或规则，②
房率二百三百次，③
老年发病器质多。④

———————————

注：①呈锯齿状的 F 波。

②规则或不规则。

③心房率为每分钟 220～350 次。

④多见于老年人，常患有器质性心脏病。

2. 房性心动过速

房速相似窦 P 波，①
室率较快且规则，
房率一百二百次，②
无器质病③青年多。

———————————

注：①房性心动过速相似于窦性 P 波。

②心房率为每分钟 160～220 次。

③常无器质性心脏病。

三、室上性与室性心动过速的鉴别

1. 室上性心动过速

室上过速[1]律规则，

心房心室率符合，

压颈动脉可终止，[2]

QRS 正常多，[3]

如遇室内差传导，[4]

宽大畸形 QRS 波，

类似右束支阻滞，[5]

V_1 呈现"M"波，

多无器质心脏病，

病史反复多发作。

注：①指室上性心动过速。

②压迫颈动脉窦可突然终止发作，可无效。

③QRS 波形态、时限一般正常。

④指室内差异性传导。

⑤指右束支传导阻滞。

2. 室性心动过速

室速[1]可有不规则，

室率高于房率多，

P 波 Q 群无关系，[2]

压颈动脉③无效果，

QRS宽大畸，

偶见心室之夺获，

完全夺获时④正常，

不全夺获室融波，⑤

见于严重心脏病，

或因药物中毒多。⑥

注：①指室性心动过速。

②如见有P波，则与QRS波无固定关系。

③指颈动脉窦。

④指QRS波时限。

⑤不完全夺获时呈室性融合波。

⑥或因奎尼丁、洋地黄、锑剂等中毒引起。

四、预激综合征并发室上性心动过速与室性心动过速的鉴别

1. 预激综合征并发室上性心动过速

反复发作速心动，①

多无器质心脏病，

刺激迷走神经法，

终止发作有可能。

宽大Q群②前半部，

出现预激之波形，

波形错折很规则，

R-R 间距绝对整。

_____

注：①有反复发作的心动过速史。

②指 QRS 波群。

2. 室性心动过速

常见反复发作史，

心脏疾病伴随之，

刺激迷走神经法，

不能使其速①终止，

Q 群②波前无错折，

R-R 间距不等之，

没有预激之波形，

预后凶险多难治。

_____

注：①指室性心动过速发作。

②指 QRS 波群。

五、心室扑动与室性心动过速的鉴别

1. 心室扑动

危重图形心室扑，①

室率超过二百五，

Q 群②匀齐 P 消失，

ST-T 消失无。

注：①出现心室扑动是病情危重的表现,如不及时处理或
    治疗无效,常很快转变为心室颤动,濒临死亡。
    ②指 QRS 波群。

2. 室性心动过速

室性心动之过速,
频率不超二百五,[1]
较慢窦 P 时可见,[2]
"Q 群"不匀有出入,[3]
ST-T 隐可见,
融入"Q 群"分辨出。

注：①频率为每分钟 150～250 次。
    ②有时可见节律较慢的窦性 P 波。
    ③QRS 波群不十分整齐。

六、快速心房颤动兼室内传导阻滞与室性心动过速的鉴别

1. 快速心房颤动兼室内传导阻滞

快速房颤室内阻,[1]
发作时长可问出,
压颈动脉[2]心率慢,
清晰显示小"f",

QRS 之形态，

明显传导阻滞图。

注：①指室内传导阻滞。

②指颈动脉窦。

2. 室性心动过速

室性心动过速，

危急状态之图，[①]

压迫颈动脉窦，

率慢[②]不出"f"，

QRS 波形，

不显束支传阻[③]。

注：①室性心动过速是临时出现的危急状态。

②心率减慢。

③不显示左、右束支传导阻滞图形。

第六节 传导阻滞的鉴别

一、房性期前收缩未下传与二度房室传导阻滞的鉴别

1. 未下传之房性期前收缩

房性早跳未下传，[①]

P 波出现可提前，

形与常 P[②] 不相同，

代偿间歇较完全。[③]

注:①在房室结处于绝对不应期时,房性期前收缩产生的
P 波不能下传,形成类似二度房室传导阻滞的心电
图形态。

②指正常 P 波。

③其后有较长的代偿间歇。

2. 二度房室传导阻滞

二度房室阻滞传，[①]

P 波出现不提前，

形与正常 P 波同，

P-R 间期逐渐延，

以致脱落为Ⅰ型，[②]

Ⅱ型一致 P-R 间，[③]

P 与 Q 群成比例，

二比一或四比三。[④]

注:①指二度房室传导阻滞。

②为二度Ⅰ型房室传导阻滞。

③二度Ⅱ型房室传导阻滞 P-R 间期一致。

④常为 2∶1、3∶2、4∶3。

二、干扰性房室脱节与三度房室
传导阻滞的鉴别

1. 干扰性房室脱节

干扰脱节房室分，[①]
毫无关联 P、Q 群，[②]
心率大于六十次，[③]
P 波少于 Q 波群。[④]

注: ①干扰性房室脱节与三度房室传导阻滞均出现房室
　　分离现象。

②P 波与 QRS 波无关。

③指 60 次/分。

④指 QRS 波群。

2. 三度房室传导阻滞

三度阻滞心率慢，
一般不超六十边，[①]
P 波多于 Q 波群，[②]
P-P 小于 R-R 间。[③]

注: ①指 60 次/分。

②指 QRS 波群。

③指间距。

三、完全性双侧束支传导阻滞与三度房室传导阻滞的鉴别

1. 完全性双侧束支传导阻滞

完全双侧束支阻,[①]

室率小于三十五,

浦氏纤维起搏点,

Q群多变宽大殊,[②]

左右束支交替现,

不全双侧束支阻,[③]

阿斯之征[④]易发生,

危及生命不容忽。

注:①指完全性双侧束支传导阻滞。

②QRS 宽大畸形易变化。

③先前有交替出现的左侧或右侧束支传导阻滞(70%)

或不完全双侧束支传导阻滞。

④指阿-斯综合征。

2. 三度房室传导阻滞

三度房室传导阻,[①]

室率三五四十五,[②]

室律起搏房室束,

或者房室交界处,

Q 群室上形态一，[3]

先前Ⅱ型传导阻，[4]

或有P-R 显著长，[5]

阿斯之征[6]较少出。

注：①指三度房室传导阻滞。

②心室率为每分钟 35～45 次。

③QRS 室上性形态一致。

④先前有Ⅱ型房室传导阻滞。

⑤或有 P-R 间期显著延长。

⑥指阿-斯综合征。

第六章　动态心电图

1. 诞生

微型心电监测，

随身携带仪器，

记录心脏电位，

心电波形描记，

输入微机①分析，

激光打印数据，

称为动态心电，②

临床诊断依据，

美国理学博士，③

发明一九五七，

又称 Holter 监测，

应用一九六一，

一九七八引进，④

推广应用积极，

生产研制发展，

电子、诊断一体,⑤

心病领域⑥盛行,

高效准确无比。

注:①指计算机。

②指动态心电图。

③指 Norman J. Holter 博士。

④我国于 1978 年初引进 Holter 系统。

⑤现代的 Holter 系统集电子技术、计算机技术和心
　电诊断技术于一体。

⑥指心脏病学领域。

2. 概况

动态心电图检查,

连续记录心变化,

心律失常、心缺血,

一过、暂时或阵发,

优于传统心电图,

异常检获率增加,

图形清晰快处理,

临床应用潜力大。

注:动态心电图(简称 DCG 或 Holter),作为一种重要的
　无创伤性心脏活动检查方法,正在逐步地广泛应用于
　临床。它是通过一种随身携带的记录器连续 24 小时
　动态监测人体心电图变化,能够捕捉到一过性、暂时

性或阵发性的心律失常和心肌缺血,并经计算机快速处理,产生清晰的图形和 DCG 结论的报告,使其心电异常检获率大大高于普通常规心电图。

3. 组成

"Holter"①组成记录器,

患者携带监测仪,②

导联体系一十二,③

分析软件计算机。④

注:①动态心电图是由美国"Holter"博士发明,故又名"Holter"。

②记录器是指患者随身携带的心电监测记录仪器,现多为闪光卡存储器,原来使用的磁带记录器和固态记录器,已被淘汰。

③导联体系由最早的 2 个发展为现在的 12 导联同步,分别为 Ⅰ、Ⅱ、Ⅲ 和 aVR、aVL、aVF 及 $V_1 \sim V_6$。

④还包括计算机和分析心电图的软件系统。

4. 适应证

患者头昏心悸,

或者晕厥不起,

有否心律失常,

两者有无关系。

确定心肌缺血,

　　时间程度估计。
　　器质心脏疾病，
　　有无心律不齐，
　　药物疗效观察。①
　　运动试验不宜。②
　　窦缓、病窦、阻滞，
　　是否安装起搏器。③

注：①可用于抗心律失常的药物疗效观察。

　　②对有运动缺陷、心功能差，全身衰弱，不能做运动试验者，可做动态心电图检查。

　　③对于严重窦性心动过缓、病窦综合征和三度房室传导阻滞患者，可通过动态心电图检查决定是否要安装心脏起搏器。

5. 临床意义

　　隐匿失常①可发现，
　　起止频率与时间，
　　日常活动及症状，
　　同步分析相关联。
　　快速缓慢律失常，
　　发生终止规律现。
　　协助选择失常药，
　　调整剂量定方案，②
　　发现猝死危险因，

先兆室速或室颤。③
协助诊断冠心病,
缺血定位之诊断。④
监测心脏起搏器,
起搏心律规律变。⑤

注:①指隐匿性心律失常。

②动态心电图可协助选择抗心律失常药物,调整剂量
或考虑其他治疗方法,为安装起搏器及类型选择提
供客观依据。

③心性猝死的常见原因是室性心动过速或心室颤动,
发生前常有先兆,即心电活动不稳的室性心律失
常,它仅能依靠动态心电图才能发现。

④动态心电图有助于心肌缺血的定位诊断。

⑤动态心电图可了解心脏起搏器的工作状况和起搏
心律失常的规律变化。

6. 诊断价值

房室、窦房传导阻,①
间歇房颤与扑动,
各种早搏频偶发,
病态窦房综合征,
间歇预激支阻滞,②
冠供不足心绞痛。③

注:①房室传导阻滞、窦房传导阻滞。

②间歇性预激综合征、间歇性束支传导阻滞。

③动态心电图对冠状动脉供血不足和心绞痛有特异性诊断价值。

7. 优势

"Holter"优势是时间，

二十四小时不间断。

患者工作或休息，

进餐活动或睡眠，

心电活动全记录，

常心电图[①]难发现。

心律失常心缺血，

有助分析确诊断[②]。

注:①指常规心电图。

②动态心电图能够发现常规心电图不易发现的心律失常和心肌缺血，是临床分析病情、确定诊断和判断疗效的重要客观依据。

8. 不足

普通心电[①]方便快，

"Holter"需要时间待，

紧急情况选普通，

二者不能互取代，
记录质量受影响，
缘于患者呈动态。[②]

注:①指普通心电图。

②由于病人处于活动状态,多少会给动态心电图的记录质量带来影响,没有普通心电图记录的图形质量高。

9. 注意事项

患者宜动不宜静，
生活起居似平常，
上下楼梯慢步走，
适当增加活动量，[①]
避免扩胸或举重，
上肢运动不过强，
皮肤宜干不宜湿，[②]
生活远离电磁场。[③]

注:①疑似心绞痛者可选择可能诱发疾病发作的较为剧烈的运动。

②受检者检查日不能洗澡,避免出汗,以防电极与皮肤接触不良,甚至脱落。

③以防止电磁场对心电图记录的干扰。

10. 发展方向

> 动态心电图发展，
> 实际操作更简便，
> 功能强大速度快，
> 思路清晰报告全，[①]
> 自动诊断各种病，[②]
> 评估起搏更完善，[③]
> 监测实现无线传，[④]
> 可供医师随时看，
> 存储容量再扩大，
> 网络接轨信息宽。[⑤]

注：①思路清晰，报告更为准确、全面。

②能自动诊断房性、室性心动过速、心房扑动及颤动、束支传导阻滞、心室预激等心律失常。

③能对各种类型的心脏起搏器进行详细评估。

④12 导同步监测实现无线传输。

⑤与医院网络接轨，在各病区办公室、护士工作站可随时查阅动态心电图的信息。

第七章　运动平板试验

1. 概况

运动平板试验，
又称负荷试验①，
冠心病之诊断，
常用辅助手段。
无创伤性检查，
相对安全方便，
具有重要价值，
也有一定风险。
运动之中出现，
心绞痛之改变，
心电图之变化，
压低 S-T 段，
大等零点 1 伏②，
持续 2 分时间，
视为试验阳性，

可以确定诊断。

注：①运动平板试验,又称运动负荷试验。

②S-T 段压低≥0.1mV。

2. 适应证

不明原因胸痛,

可以协助查明；

高危人群之中,

冠心病之隐性[1]；

已经确定诊断,

缺血部位搞清,

判断病变血管,

缺血程度几成[2]；

运动有关症状,

胸闷晕厥心悸,

查明发生原因,

心脏是否有病；

了解运动之后,

心律失常发生；

冠脉成形搭桥,[3]

术后狭窄判定。

注：①早期检出高危病人中隐性冠心病。

②检测冠心病病人缺血部位和程度,判断病变血管。

③指经皮冠状动脉腔内血管成形术（PTCA）和冠状动脉旁路移植术（CABG）。

3. 绝对禁忌证

三五天内急心梗①，

不稳定型心绞痛，

各种类型律失常，

窦速室颤心脏停②，

心内膜炎风湿热，

心肌心包之炎症。

高低血压心衰竭③，

下肢栓塞与肺梗④。

肾功不全与甲亢，

各种感染性疾病，

患者恐惧不接受，

说服不通不强行。

注:①3~5天内的急性心肌梗死。

②心肌停搏。

③血压过高、过低和心力衰竭。

④肺栓塞或肺梗死。

4. 相对禁忌证

冠脉左主干疾病，

中度狭窄瓣膜病，

严重贫血肺高压[1]，

高血压病较严重，

心动过速或过缓，

高度阻滞预激征[2]，

电解质乱快房颤，

饮酒药物之作用[3]。

注：[1]肺动脉高压。

[2]高度房室传导阻滞及预激综合征。

[3]饮酒后，镇静药、镇痛药、雌激素等药物使用后。

5. 设备物品准备

运动平板仪，

心电监护仪，

酒精与电极，

药品[1]注射器，

静脉穿刺针，

氧气除颤仪。

注：[1]指急救药品。

6. 操作前准备

评估患者病情，

有无禁忌之症，

解释取得合作，

安静安全环境，
光线温度适宜，
电磁干扰远离。

7. 操作方法与程序

（1）

脱去上衣安电极，
电极位置要适宜。
做前对照 12 导①，
S-T 不高也不低，
血压正常无绞痛，
运动试验可做起。

（2）

试验过程及结束，
医师技师须在旁②，
连续监护 12 导，
每分一次记录详，
每 2 分钟测血压。
指导运动姿势良，
运动之中如发生，
恶心呕吐律失常，
急性心衰血压低，
S-T 抬高或下降，
室性过速或室颤，
立即停止急救忙。

（3）

达到标准须终止③，

体质较好可坚持④。

结束运动 8 分内，

心电监测不能退，

每 2 分钟测血压，

重视病情之变化，

直到心电图恢复，

绞痛⑤缓解可结束。

注：①指 12 导联心电图。

②运动试验过程中和运动试验结束 10 分钟内，临床
　医师和心电图技师必须在场。

③达到终止运动试验的标准，一般要停止运动。

④身体素质较好，无缺血性胸痛又能耐受者，可继续
　运动，直至不能坚持为止。

⑤心绞痛。

8. 阳性标准

S-T 段下降①，

持续 2 分以上，

下降零点 1 伏②，

伴有绞痛③症状；

或有弓背抬高，

零点 2 伏以上④；

上斜形状下降，

零点 2 以上，

同时 R 导联，

抬高点 1 以上[5]；

一过异常 T 高，

对应导联 T 倒[6]；

出现缺血律乱[7]，

过速阻滞室颤。

注：①S-T 段水平型或斜型下降。

②0.10mV。

③心绞痛。

④S-T 段弓背状急性抬高 0.20mV 以上。

⑤同时 aVR 导联 S-T 段抬高 0.10mV 以上。

⑥出现一过性异常高耸 T 波伴对应导联 T 波倒
置。

⑦缺血性心律失常。

9. 可疑阳性标准

S-T 段下降，

水平下斜形状，

小于零点 1 伏，

持续时间不长[1]，

T 波转为倒置，

或呈正负双向，

　　或见 U 波倒置，
　　可疑阳性异常。

注： ①S-T 段水平型或下斜型下降＞0.10mV，持续时间
　　　　＜2 分钟。

参考文献

[1] 闫强.简明心电图手册.北京:人民卫生出版社,1994

[2] 陈清启.简明心电图学及图谱.济南:山东科学技术出版社,1993

[3] 朱力华.心电图题解.2版.合肥:安徽科学技术出版社,1994

[4] 黄宛.临床心电图学.3版.北京:人民卫生出版社,1975

[5] 黄伟民.心律失常.上海:上海人民出版社,1975

[6] 上海第一医学院,等.内科学.北京:人民卫生出版社,1979

[7] 龚传斌.临床心电图问答图谱.北京:北京东方文化出版社,1993

[8] 李德旺.心律失常病例心电图图解.重庆:科学技术文献出版社重庆分社,1981

[9] 黄宛.临床心电图图谱.北京:人民卫生出版社,1979

[10] 上海医科大学.实用内科学.9版.北京:人民卫生出版社,1995

[11] 王广智.快速记忆心电图口诀.太原:山西科学技术出版社,1994

[12] 马向荣.临床心电图词典.2版.北京:军事医学科学出版社,1998

[13] 庞加声.实用心电图诊断要点.石家庄:河北科学技术出版社,2000

[14] 印嘉祥.科技发明与发现大辞典.石家庄:河北科学技术出版社,1996

[15] 卢喜烈.现代动态心电图诊断学.北京:人民军医出版社,1995

[16] 杨庭树.运动平板试验.天津:天津科学技术出版社,2004